周贻谋 编著

看得懂用得上的养生经典

5

天津出版传媒集团

天津科学技术出版社

内容提要

本书对晚清医家袁开昌所撰《养生三要》做了选录、解读和点评。原著分为卫生精义、病家须知、医师箴言三个部分,多系辑录先贤名言粹语而成。认为既可治已病,又可治未病,还可治医生本身的毛病,故命名"养生三要"。书中所载《善养延年》《慈、俭、和、静四字可以延年》《眠、食二者为养生之要务》《治身养性务谨其细》《养生以不伤为本》《恃强则易戕生》诸篇,无不充满摄生颐养的辩证法,并有不少千锤百炼的养生经典名言,很能发人深省。

前　言

中华养生文化,源远流长,历史悠久,名家众多。典籍浩繁,内容丰富,博大精深。通观纵览,委实是一批弥足珍贵的养生文化遗产。它不但曾为古人的身心健康和却病延年做出过巨大的贡献,而且对今人的摄生颐养仍可提供理论指导,并具实际参考价值,因而备受国人青睐,同时理所当然地赢得了国际赞誉。有的外国专家预言:解决21世纪人类健康长寿的金钥匙在东方,而且指明是在古老的东方。所谓古老的东方,实际上主要是指中华民族古代优秀的养生文化遗产。

21世纪是预防医学的世纪,也是人们普遍重视养生保健的世纪,作为久享盛名的传统中华养生文化,必将为整个人类康寿造福而大显身手和大放异彩。

多年以来,笔者曾经在《长寿》杂志连续撰文,分别对历代养生家的研究成果及其代表性论著,扼要地做过简略的介绍,引起了广大读者朋友的极大兴趣。事后便有不少读者朋友来信或打电话咨询,甚至直接索要有关资料,特别是有关清代养生家石成金、李渔、尤乘、曹庭栋、袁开昌、李青云等人的摄生经验及其主要论著,瞩目者尤多。很抱歉,当时未能一一满足朋友们的要求。此次终于有机会可以做出回馈性的实际解答了。鉴于清人距今较近,其养生经验体会和见解更易为今人所理解和接受,特拟先从清代养生家的论著和成果开始做一系统介绍,撰编一套通俗易懂而又切合实用的养生经典丛书,共计六本。如有必要和可能,争取日后继续撰编介绍其他朝代养生学家论著和成果的书。现将上述六本养生经典丛书分别简介如下:

第一本,《看得懂用得上的养生经典①》:此书对自幼羸弱多病的清代著名养生学家石成金做了全面评介。特别是他所撰著的《长生秘诀》《长寿谱》《救命针》《养生镜》《延寿丹方》等,至今仍然具有极高的实际参考价值。

第二本,《看得懂用得上的养生经典②》:此书评述了清代文学家兼养生学家李渔有关摄生调养的研究成果。他在《闲情偶寄·颐养部》中发表了许多精辟独到的见解,使人备受启发。

第三本,《看得懂用得上的养生经典③》:此书对清代医家兼养生学家尤乘的《寿世青编》做了选录、解读和点评。这是一部老少咸宜的养生专著,比较切合实用。

第四本,《看得懂用得上的养生经典④》:此书对清代文学家兼养生学家曹庭栋的名著《老老恒言》做了选录、解读和点评。曹氏享年92岁,其书既是他攻读历代养生文献所获心得体会的综述,又是他防病健身和颐养天年的经验总结,很适合于今人实际运用。

第五本,《看得懂用得上的养生经典⑤》:此书对清代医家兼养生学家袁开昌的《养生三要》做了选录、解读和点评。袁氏说,他的书"皆裒辑圣哲良规,名医粹语,一可治未病,一可治已病,一可治医者之病,诚养生三要也"。

第六本,《看得懂用得上的养生经典⑥》:此书对清代养生学家李青云所撰《长生不老秘诀》做了选录、解读和点评。号称活了256岁的李青云,是清代一位精于养生的气功名家。虽然他的年寿很难令人置信，但毕竟是一位享年远超百岁的高寿者。在他的著作中，委实发表了不少卓异超群的真知灼见，诚然在摄生颐养方面令人茅塞顿开，具有极高的参考价值。

这套养生经典丛书的编撰体例是这样的，大体上分为三个部分：一为"名著选录"，二是"帮您解读"，三是"专家点评"，而点评实为全书的重点，除了分析评介原著的主旨、精华或局限性，并表明其取舍态度之外，尤其注重密切联系当今的生活实际，且适当列举有关现实事例，加以画龙点睛的评论。其目的在于更加突出"古为今用"和"学以致用"的特点，务求使读者能够收到"开卷有益"的效果，并且还能有效地帮助解决健身防病过程中所碰到的某些实际问题。

笔者虽然长期从事历代养生文献的研究，心得体会颇多，但囿于水平，书中难免存在某些讹误或欠妥之处，尚祈读者朋友惠于指正。

作者

2014年9月8日（中秋节）于长沙梨子山

概　述

袁开昌(1850-1905)，字昌龄，广陵(今江苏扬州市)人，后来徙居丹徒(今江苏镇江市丹徒区)，晚清医学家。他对养生亦很有研究，有《养生三要》传世。

依据李丙荣在《袁昌龄先生传》中所述，袁氏性端凝，寡言笑，不慕荣利，好读书，广为涉猎，博通经史。因有感于宋代范仲淹"不为良相，当为良医"之言，遂潜心钻研岐黄之学，见到医书便节省生活费用予以购买，或者借来予以抄写。久而久之，医学日进，达到了精通的地步。后来以医为业，极其推崇《医宗金鉴》，且通晓临床各科，尤其精于眼科、外科和针灸，曾治好不少疑难病症。清光绪乙未年（即1895年)夏秋间瘟疫流行，死者甚众，袁氏"制药济贫，颇多全活"。其医术之精湛和医德之高尚，由此可见一斑。

袁开昌曾撰辑《医门集要》八卷，其内容涉及养生、脉理、药性、内科、外科诸法等各个方面。一直未能出版，无不引以为憾。曾经喟然长叹地对儿子袁阜说："集要一书卷帙浩繁，要想出版实在不易，你要好好保存它。如该书首卷的卫生精义、病家须知、医师箴言，都是褒辑圣哲良规、名医粹语而成。一则可以用来治疗未病，二则可以治疗已病，三则可以治疗医生本人的毛病，确实可称得上是养生三要。你要好好地阅读，他日如果有力量，当争取将这一部分付印出版，让爱好医学和养生的人都能通晓明白其中的道理。"袁氏生前一直未能刊印，直到他去世13年之后的1918年，才由其子袁阜正式将这一部分出版发行，书名就叫《养生三要》。

《养生三要》全书仅一卷，包括卫生精义、病家须知、医师箴言三个部分的内容，都是摘录前贤精论酌加评述或发挥而成，而卫生精义则是全书的重点。该书旨在"跻之仁寿域"，分别从养怡、调摄、治疾三个方面论述了老年医学的有关问题。在卫生精义中，认为人的寿命长短虽然与先天禀赋密切相关，但如果能够正确也对待养生调摄，则同样可以延年益寿。与此相反，有的人尽管先天禀赋雄厚而又身躯强壮，却因忽视调摄而导致损伤甚或早逝。在病家须知里，指出了患者的养病之道，诸如"慎择良医""病者不可以身试医""存退步心能却病""病初愈不可骤补"等，对老年患者的病中调养有一定指导意义。在医师箴言里，着重指出医生不但必须医术精湛，而且更应医德高尚，认为只有这样，才能真正提高疗效，解决实际问题，受到病人欢迎；同时在患者的赞扬和感谢声中，也会促进医生自己的身心健康。倘若品德低劣，医术浅陋，则无论对病人和自身都很有害。本书将按照《养生三要》所列三个部分的内容，依次选录其原文，然后分别加以解读和点评，而点评则是全书的重点。

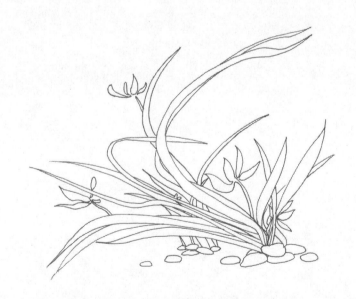

目　　录

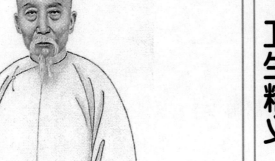

一　卫生精义

(一)善养延年

∫名著选录∫

于谷山曰:"人之年寿长短,元气所禀,本有厚薄,然人能善养,亦可延年。如烛有长短,使其刻画相同,则久暂了然。若使置长烛于风中,护短烛于笼内,则以彼易此,未可知也。"故养生之说,不可不知。(《养生三要·卫生精义》)

∫帮您解读∫

于谷山说:"人的年寿各有长短,决定于所禀受的元气,元气本来就有厚薄之分,然而一个人善于保养,也可延长年寿。好比蜡烛有长有短,假使刻画的尺寸相同,燃烧时间的长久或短暂就很分明。假若将长烛放置在风中,将短烛放在灯笼内保护起来,那么燃烧时间的长短就会互相转换,也许不难知晓。"所以对于养生保健的知识和道理,是不可不知晓的。

∫专家点评∫

于谷山是一位养生家,其具体生平不详。袁开昌在此引用了于氏的一段论述，表明人的寿命长短，固然与先天禀赋的厚薄密切相关，但后天的调养尤为重要，更加不可忽视。其中以蜡烛的长短来做比喻(历代有不少养生家也是如此比喻的)，本来是长蜡烛燃烧的时间长，而短蜡烛燃烧的时间短；但是若将长蜡烛燃放在风中，而将短蜡烛燃放在灯笼之内加以保护，那么其燃烧时间的长短就会颠倒过来。这就雄辩地说明，后天的调养，远比先天禀赋更加重要得多。

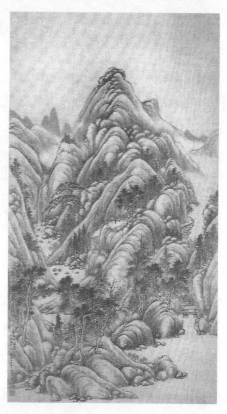

本篇文字虽然简短，意义却十分重大，很富有哲理性，对于搞好养生保健来说，确实具有指导意义。与此同理，大凡疾病的调治与康复，患者年寿的长短，其关键就看各人自己对待养生保健抱什么样

的态度。高度重视调治与摄养者,病体康复得快,照样可以长寿;与此相反,轻忽调治和摄养者,病体难以康复,必然早衰短命。例如同为国民党高官的陈立夫与蒋经国,两人都是糖尿病患者,他们的治病效果和年寿长短却大相径庭。为什么会出现此种情况呢?下面予以简介。广大中老年朋友也许能够从中吸取有益的经验和深刻的教训。

陈立夫(1900—2001),是国民党中央要员之一,去台湾后担任过"总统府"资政,"中央评议会"主席团主席,"中华文化复兴运动推行委员会"副会长,"中国医药学院"董事长等职务。陈氏在58岁时患上了糖尿病,由于他积极配合医生进行治疗,在生活方式上及时予以调整,高度重视养生保健,始终将病情控制得很好。直到2001年才在台湾去世,享年103岁。

1999年9月6日,是陈立夫的百岁寿诞,他撰写了《我怎么会活到100岁》一文,总结了自己的养生经验。他说自己在先天禀赋方面有四大优势:即特别善于安睡(入睡快而睡得很深),不发脾气,记忆力强,办事有恒心。但他更重视后天调养,认为应当注意以下七点:一是养身在动,养心在静。在动的方面,坚持每天早晨五点半起床,做全身自力按摩运动,打太极拳;每日三餐饭后坚持走路500米至600米。养心在于淡泊明志,内心凝静,不愿看到也绝不参与钩心斗角之事。二是食饮有节,起居有时。三是多食果蔬,少食肉类。四是物熟始食,水沸始饮。从来不吃生牛肉或生海鲜之类,也从来不喝生冷之水,只喝开水。五是头部宜凉,足部宜热。他曾多年定居美国,也探讨过美国长寿老人的经验,并说:有一位美国老人活至120岁,究其长寿原因,总结为"保持头部冷,保持足部暖"。此正与中国老年人睡前以热水洗脚,非至极寒冷之日不戴帽子同一理由。我深信其理而保持此习惯。陈氏的做法,实际上与长沙马王堆汉墓帛书《脉法》所提倡的"寒头暖足"原则,是完全吻合的。六是知足常乐,无求乃安。他说:无求于人品自高。求人常使其心不安而受制于人,不可称为自主。欲求心之安乐,必从知足无求做起。七是减少俗务,寻求安宁。他说自己从80岁开始,凡婚丧喜庆及讲话题词之类的事,概不参与。

最后,陈立夫总结说:我之身体,并不特别强壮,自58岁起,即患糖尿病,亦曾因胆结石及膀胱结石,动过外科手术,今居然能活到100岁,不亦天乎! 这个"天"实际上指的是自然规律,因为他在衣食住行、动静劳逸、思想情志等各个方面的做法,都很合乎养生之道,也就合乎摄生颐养的自然规律,因而最终能够获得年逾期颐的高寿。

下面再看看国民党的另一位高官蒋经国,他又是怎样对待疾病和身体的呢?

蒋经国(1910—1988),系蒋介石长子,一贯深受乃父的器重。到了台湾以后,先后出任"国防部"部长、"行政院"院长、国民党中央主席、台湾当局"总统"。早在20世纪60年代,蒋经国就被检查出患有糖尿病,医生建议他减轻工作负担,注意休息和劳逸结合,重视饮食的节制与调养。蒋经国听了之后却对医生说:"看病是你们医生的义务,怎么吃东西和工作是我的权利。"他特别爱吃梅菜扣肉(梅菜即干菜,以广东梅县所产干菜最为有名,故称梅菜;将梅菜掺入猪的五花肥肉之中即可烹制成扣肉),可说是他餐桌上的常备菜肴,谁也无法阻拦。总之在饮食起居和动静劳逸等各个方面,他总是我行我素,丝毫也不作调理和改变,其结果导致病情越来越重,各种糖尿病引起的并发症相继产生。1985年并发白内障、心脏病,不时头晕气短胸闷,难以呼吸,无法持久站立。实在不得已,只好乘坐轮椅主持会议,直到逝世之前,一直没有离开过轮椅。1988年1月13日凌晨,蒋经国进入休克状态,颈部大动脉破裂,血涌不止,几乎七窍流血而死,享年78岁。他是因糖尿病引发心、肝、肺、肾等多脏器衰竭而死亡的。

从享年超过古稀来说,蒋经国不能算是短命;但是拿他与享年103岁的陈立夫相比,其反差委实太大。就其社会地位和生活环境及其医疗条件来说,蒋经国远比陈立夫要优越得多。他当年如果能够诚心诚意地聆听医生的建议和劝告,做到起居有常,饮食有节,动静劳逸互相结合,一句话,能够恪遵医嘱而高度重视疾病防治和养生保健,蒋氏的年寿肯定可以远远地超过78岁。

通过上述两个实例的鲜明对比,恰恰证明了前面所说将长烛置风中而护短烛于笼内的不同效应。人们无疑可以从中吸取有益的经验和深刻的教训。

(二)古今异寿之理

{名著选录}

黄帝问于岐伯曰:"余闻上古之人,春秋皆度百岁,而动作不衰。今时之人,年半百而动作皆衰者,时世异耶,人将失之耶?"岐伯曰:"上古之人,其知道者,法于阴阳,和于术数,食饮有节,起居有常,不妄作劳,故能形与神俱,而尽终其天年,度百岁乃去。今时之人不然也,以酒为浆,以妄为常,醉以入房,以欲竭其精,以耗散其真,不知持满,不时御神,务快其心,逆于生乐,起居无节,故半百而衰也。"

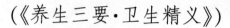

（《养生三要·卫生精义》）

{帮您解读}

黄帝询问岐伯道："我听说上古时代的人,年寿都能度过百岁,而行动做事没有衰老之态。当今的人,年龄刚到五十岁行动做事都有衰弱之状,是因时代变迁所致呢?还是人们有什么失误呢?"岐伯回答说："上古时代的人,那些懂得养生之道的,效法天地阴阳,调养顺应四时变化,饮食很有节制,起居作息有常规,不胡乱消耗体力而过度劳累,所以形体与精神都可以得到保养,而能尽终其天然年寿,度过百岁才会死去。现今的人却不是这样,他们把饮酒当作喝水一般,把胡乱行动当作常规,醉酒以后又肆意过房室生活,用性欲来竭尽阴精,而耗散其真元之气,不懂得保持阴精饱满,随时动用其精神,只图心中一时痛快,违背了享受生命的根本快乐,起居作息没有规律,所以到五十岁就衰老了。"

{专家点评}

袁开昌在此以"古今异寿之理"为题,节录了

《黄帝内经·素问》之首篇即《上古天真论》中的一段论述,但个别文字有所改动。该书又被简称为《内经》或《素问》。整部《内经》都是通过黄帝与通晓医理之大臣岐伯等人,互相问对来共同讨论医学问题,故中国传统医学又被称为岐黄之学。本篇则是通过黄帝与岐伯互相对话,共同讨论今古两种不同生活方式及其对寿命的影响,颇能发人深省。

篇中将两种不同生活方式的人鲜明地加以对比:一种是懂得养生之道的人,他们能够顺应天地阴阳的变化规律,起居作息有常规,饮食有节制,从不胡作妄为,因而能够尽终天年,度百岁乃去;另一种人不学习,更不懂得养生知识,经常违背自然规律,起居作息无定时,饮食没有节制,喜欢醉酒入房以放纵情欲,把胡作妄为当作正常生活,结果仅仅活到半百即五十岁就衰老了。《内经》关于生活方式好坏可决定人们寿命长短的观点,无疑是正确的。现今的有关研究表明,人的寿命60%取决于自己的生活方式。我们应当选择《内经》所说"度百岁乃

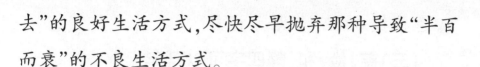

去"的良好生活方式,尽快尽早抛弃那种导致"半百而衰"的不良生活方式。

在此也应指出,《内经》认为古人比今人长寿的看法并不正确,仅仅是一种尊古之风的反映而已。其实古人的平均寿命是很低的,比今人要低得多。有关资料表明:我国古代的平均寿命很低,如夏代的人均寿命为 18 岁;秦汉时代为 22 岁;唐代为 27 岁;宋代为 30 岁;清代为 33 岁;直到民国时期,人均寿命也只有 35 岁。古代虽然偶有长寿老人,那是凤毛麟角,极其稀少,所以唐代诗圣杜甫才会发出"人生七十古来稀"的感叹。

据媒体报道:我国现今预期人均寿命为 74.8 岁,其中女性预期人均寿命超过 77 岁,男性预期人均寿命超过 73 岁。又据中国老年学会于 2013 年 10 月 16 日公布,截至 2013 年 7 月 1 日,全国 31 个省市健在的百岁老人达到 54 166 人。其中位居前茅的 10 大寿星平均年龄 119.2 岁。来自新疆疏勒县,生于 1886 年 6 月 25 日的维吾尔族女寿星阿丽米罕·色依提以 127 岁居于榜首。

(三)慈、俭、和、静四字可以延年

{名著选录}

圃翁曰:昔人论致寿之道有四:曰慈、曰俭、曰和、曰静。人能慈心于物,不为一切害人之事,即一言有损于人,亦不轻发。推之戒杀生,以惜物命;慎剪伐,以养天和。无论冥报不爽,即胸中一段慈祥恺悌之气,自然灾沴不干,而可以长寿矣。

人生享福,皆有分数。惜福之人,福常有余;暴殄之人,易至罄竭。故老氏以俭为宝,不止财用当俭而已,一切事常思节啬之义,方有余地。俭于饮食,可以养脾胃;俭于嗜欲,可以聚精神;俭于言语,可以养气息非;俭于交游,可以择友寡过;俭于酬酢,可以养身惜劳;俭于夜坐,可以安神舒体;俭于饮酒,可以清心养德;俭于思虑,可以蠲烦去扰。凡事省得一分,即受一分之益。大约天下事万不得已者,不过十之一二。初见以为不可已,细算之亦非万不可已。如此逐渐省去,但日见事之少。白香山诗云:

"我有一言君记取,世间自取苦人多。"今试问劳扰烦苦之人,此事亦尽可已。果属万不可已者乎?当必恍然自失矣。

人常和悦,则心气冲而五脏安,昔人所谓养欢喜神。真定梁公每语人:日间办理公事,每晚家居,必寻可喜笑之事,与客纵谈,掀髯大笑,以发抒一日劳顿郁结之气。此真得养生要诀。何文端时,曾有乡人过百岁,公叩其术。答曰:"予乡村人,无所知,但一生只是喜欢,从不知忧恼。"噫,此岂名利中人所能哉?

《传》曰"仁者静",又曰"知者动"。每见气躁之人,举动轻佻,多不得寿。古人谓砚以世计,墨以时计,笔以日计,动静之分也。静之义有二:一则身不过劳,一则心不轻动。凡遇一切劳顿忧惶,喜乐恐惧之事,外则顺以应之,此心凝然不动,如澄潭,如古井,则志一动气,外间之纷扰皆退听矣。

此四者,于养生之理,极为切实;较之服药引导,奚啻万倍哉?服药则物性易偏,或多燥滞,引导吐纳,则易至作辍。必以四者为根本,不可舍本而务末也。《道德经》五千言,其要旨不外于此,铭之座右,时时体察,当有裨益耳。(《养生三要·卫生精义》)

帮您解读

圃翁(犹言圃老先生)说:以前有人论述过获得长寿的要诀有四点,就是慈、俭、和、静四个字。一个人能用慈爱之心来对待万物,不做任何危害别人的事,即使一句话有损伤他人的可能,也不会轻易地说出来。推而广之乃禁戒杀生,珍惜万物生命,谨慎地对待剪除杀伐之事,以便保养天然的和谐之气。不要说阴间的报应不会有差失,就是胸中有一股慈祥和乐的气息,自然不会有灾殃来侵犯你,便可使寿命长久了。

人生所享受的福气,都有一定的数量。珍惜福气的人,福气常有富余;肆意糟蹋东西的人,容易财物耗尽枯竭。所以老子认定俭约最为宝贵,不只是钱财物品应当俭约,一切事情都应有节约爱惜的想法,才能留有余地。饮食方面节俭,可以补养脾胃;嗜欲方面节俭,可以聚积精神;言语方面节俭,可以调养元气和防止招惹是非;人际交往方面节俭,可以选择良友而减少过错;应酬方面节俭,可以保养身体和防止劳累;夜坐的时间节俭,可以安定精神和舒适身体;饮酒方面节俭,有助于清心养德;思虑方面节俭,可以免除烦恼和困扰。大凡事情简省得一分,就可受到一分的益处。大约天下的事情出于万不得已而非办不可的,不超过十分之一二。有的事初看起来非办不可,仔细思量起来并非如此。这样逐渐简省下去,只看到每天要办的事情较少。唐代白居易有诗句说:"我有一句话你可要记取,人世间自讨苦恼的人太多。"现今试问那些劳苦困扰心烦的人,你这事也可以不办,果然是万不得已要办

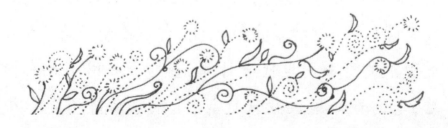

的吗？当多想一下就会恍然大悟地感到有如重负已消失了。

人经常保持平和喜悦，心中就会冲虚恬淡而五脏安定，就是前人所说的养欢喜神。真定(今河北正定县)梁先生每次告诉别人说：白天办理公事，每晚回到家里安居，必定寻找一些可引起欢笑的事情，与客人开怀畅谈，掀起胡须大笑，以便发舒整天劳苦的郁闷滞结之气。这才是真正懂得养生保健的诀窍之所在。何文端那个时候，曾经有一位农村老人过百岁生日，何氏询问其长生之术，老人回答说："我是一个乡下人，没有什么知识，但是一生只知道欢欢喜喜，从来不知道忧愁和烦恼。"哎，这哪里是追逐名利的人所能做得到的呢？

《论语·雍也》说"仁者静"(仁德之人安静)，又说"知者动"(有才智的人喜欢活动)。我每每看见脾气急躁的人，行动举止很轻佻，大多不能长寿。古人说砚池的寿命用世代来计算，墨的寿命用小时来计算，笔的寿命用天数来计算，是根据动静不同来决定的。静的意义有两个方面:一是指身体不可过于劳累,另一点是内心不可轻易躁动。大凡遇到一切劳累、忧愁、惊慌、喜乐、恐惧的事情,可在外表上顺应它,内心却凝静不动,好像清澈的深潭,又像寂静的古井,就会心气动用专一,外面的纷纷扰扰都将退出听闻了。

上面这四个字,对于养生的道理来说,是极其切实的。和服药或做气功导引相比,哪里只是强一万倍呢?服药则药物容易出现偏性,或者多致躁结涩滞;练气功导引和呼吸吐纳,又易时作时止而难以坚持。必须以上述四个字作为养生的根本,不可舍弃根本而去追逐枝末。《老子》一书共五千字,其最重要的精髓也就在这里,将慈、俭、和、静四个字当作座右铭,时时刻刻观察体会,当是很有补益的。

{专家点评}

圊翁是一位养生家的尊称,具体姓名及其生平皆不详,撰有《听训斋语》一书,对摄生颐养多有精辟论述。袁开昌在此节录了圊翁在《听训斋语》中的一大段论述,颇能发人深省。

本篇指出,慈、俭、和、静四个字就是养生延寿的诀窍。"慈"即慈爱,原指父母之爱,后来泛指一切的爱。是说为人要有爱心,既能自爱,又爱他人,绝不做害人之事。"爱人者人恒爱之",一个关爱他人的人,自己也会受到他人的爱护和尊重,使内心得到莫大的安慰,从而有利于身心健康。现代心理学研究证明,一个人长存仁爱之心,宽容大度,与人为善,损人的话不讲,害人的事不做,别人胜过自己则不嫉妒,别人不如自己也不藐视。这样长此以往,就可兴奋自身的免疫潜能,促进机体不断分泌有益健康的各种激素和某些神经递质,使人体各组织器官功能调整到最佳状态,裨益良多;并可有效地抵制各种致病因素,从而收到增进健康、推迟衰老和延年益寿的良好效果。

"俭"即节俭,绝不挥霍浪费。不但钱财要节俭,而且饮食起居和各种嗜好,都要有所节制,就连体力和智力的运用,也要有所节制。任何时候都不要干竭泽而渔之事,全都留有余地,届时才不会自讨苦吃。"和"即和谐,不忧愁恼怒,和颜悦色待人,心平气和处事,人际关系自然和谐,势必有利于精神愉悦和长寿。

"静"即安静,内心安宁冷静,遇事不急不躁。本篇谈到,有位农村老人过百岁生日时,何文端前往拜访并请教长寿之术,老人很淡定地回答说:"予乡村人,无所知,但一生只是喜欢,从不知忧恼。"内心安静平和乐观,就是这位百岁老人的长寿秘诀。正因为他内心安宁平静愉悦,不慕名利,遇事不急不恼不躁,这就远离了心脏病、高血压病等各种老年性疾病。现今的科学研究表明,急躁恼怒等紧张情绪会攻击和杀死健康细胞,对健康和长寿的危害非常大;与之相反,舒缓乐观的情绪会促使大脑分泌出脑啡呔,既可镇定止痛防病,又十分有利于健康长寿。

本篇在论述动静关系时,特别强调静养的延寿作用。如说:"古人谓砚以世计,墨以时计,笔以日计,动静之分也。"认为砚池静止不动,寿命可用世代来计算;墨经常被不断地磨,寿命最短;笔不时用来写字,寿命也不长。其实这三者的物质结构完全不同,并无可比性,它们的寿命长短也不是用动静关系所能区分得了的。我们主张适量运动,反对整天呆坐不动,但运动也要有度,不可超量,不可过于劳累,当以动静结合更加有利于健康长寿。对于体弱多病的老年人来说,应以静养为主,适度活动为辅,千万不可勉强坚持运动,否则就会欲益反损。

(四)眠、食二者为养生之要务

﹛名著选录﹜

圃翁曰:古人以眠、食二者为养生之要务。脏腑肠胃,常令宽舒有余地,则真气得以流行而疾病少。吾乡吴友季善医,每赤日寒风,行长安道上不倦。人问之,曰:"予从不饱食,病安得入?"此食忌过饱之明证也。燔炙熬煎,香甘肥腻之物,最悦口,而不宜于肠胃。彼肥腻易于黏滞,积久则腹痛气塞,寒暑偶侵,则疾作矣。放翁诗云:"倩盼作妖孤未惨,肥甘藏毒鸩犹轻。"此老知摄生哉！炊饭极软熟，鸡肉之类只淡煮，菜羹清芬鲜洁渥之，食只八分，饱后饮六安苦茗一杯。若劳顿饥饿归，先饮醇醪一二杯，以开胸胃。陶诗云："浊醪解劬饥。"盖借之以开胃气也。如此，岂有不益人者乎？且食忌多品，一席之间，遍食水陆，浓淡杂进，自然损脾。予谓鸡鱼凫豚之类，只一二种饱食，良为有益。此未尝闻之古昔，而以予意揣当如此。

安寝乃人生最乐。古人有言：不觅仙方觅睡方。冬夜以二鼓为度，暑月以一更为度。每笑人长夜酣饮不休，谓之消夜。夫人终日劳动，夜则安息，是极有味，何以消遣为？冬夏皆当以日出而起，于夏尤宜。天地清旭之气，最为爽神，失之甚为可惜。予山居颇闲，暑月日出则起，收水草清香之味。莲方敛而未开，竹含露而犹滴，可谓至快。日长漏永，不妨午睡数刻，焚香垂幕，净展桃笙。睡足而起，神清气爽，真不啻天际真人。况居家最宜早起，倘日高客至，僮则垢面，婢且蓬头，庭除未扫，灶突犹寒，大非雅事。

昔何文端公居京师,同年诣之,日晏未起,久之方出。客问曰:"尊夫人亦未起耶?"答曰:"然。""日高如此,内外家长皆如此,一家奴仆,其为奸盗诈伪,何所不至耶?"公瞿然。自此至老不晏起。此太守公亲为予言者。(《养生三要·卫生精义》)

{帮您解读}

圊老先生说:古人将睡眠与饮食当作养生保健中最为重要的两件事。脏腑与肠胃,应经常使之保持宽松舒适而留有余地,真元之气就能畅通流行而减少疾病。我的家乡有个叫吴友季的很精通医学,每每在火红的烈日之下或者凛冽的寒风之中,行走于长安(今西安)的道路上而不感到疲倦。别人问他为什么如此健康,回答说:"我从来不饱食,疾病又怎么能侵入到体内呢?"这就是饮食禁忌过于饱食的明证。烧烤煎炙煮熬,味香甘甜肥美的食物,口感最好,却不适宜于肠胃。那些肥腻的东西容易黏滞难化,积聚久了即出现腹部疼痛而气血瘀阻;一旦有寒热之邪偶然侵扰,就会引起疾病发作了。宋代陆游有诗句说:"倩盼作妖孤未惨,肥甘藏毒鸩犹轻。"(单是美色的诱惑未能造成惨痛危害,肥甘的饮食所含的毒性甚至会胜过鸩鸟之毒)这位老诗人真正懂得摄生保养啊!做饭要煮得极其柔软熟透,鸡肉之类当清淡地煮食,蔬菜之类贵在清香新鲜洁净,宜放在清水里焯煮,每次就餐只吃八分饱,饭后再饮六安绿茶一杯。若从外面劳累而又饥饿地回家,先饮上带酒糟的浊酒一两杯,以便开展胸怀而畅通胃气。晋代陶渊明有诗句说:"浊醪解劬饥。"(浊酒可以缓解劳累和饥饿)大概是借酒来开胃气。能够这样做,哪有不补益人的呢?况且饮食就怕每餐吃的品种太多,一次在餐桌上,水陆产品吃遍,咸的淡的一齐吃,自然会损伤脾胃。我认为凡属鸡、鱼、鸭、猪等肉类食物,每次只选择一两种进食,确实有益处。这一点以往没有人说过,我揣摩出应是这个道理。

安心寝卧乃人生最大的快乐。古人有这样一说:不寻觅什么仙方而只寻求能安定睡眠之方。冬天夜晚以二鼓即二更(21—23 时)为准,夏天暑热之月以一更(19—21 时)为准,即可安睡。我常常笑人家长夜酣畅饮酒而不休息,称之为消夜。一个人整天劳累,夜晚就该安卧休息,是极其有趣味的事,为什么还要消遣呢? 冬夏两季都应当在日出时起床,夏天尤其适宜早起。天地间旭日东升的清新空气,最使人神清气爽,失去这个时机实在太可惜。我住在山村里较为清闲, 暑热的夏天日出时就起床,可收受到水草的清香气味。莲荷正裹着花苞而尚未开放,竹枝含着露水还在滴落,面对此景可说至为快乐。白昼很长而漏水滴得很久,不妨午睡几个时刻,焚香垂下帘幕,展开洁净的竹凉席安卧。睡足了就起床,感到神清而气爽,这日子舒畅得真不比天上的仙人逊色呢! 况且住家最适宜于早起,倘若太阳升得很高而有客人来访, 此时僮仆脸上有污垢,婢女蓬头散发,庭院台阶没有打扫,锅灶尚未生火,还是冷的,那就太不雅观了。

以往有位何文端先生居住在京师(国都),他的同年(指同时参加科举考试而一齐考取进士或举人的人)前来家里拜访,日高时迟晏尚未起床,等了很久才出来。客人问道:"您的夫人也未起床吗?"回答说:"是的。"客人又说:"太阳升得这么高了,全家大小都不起床,一家奴仆,如果有人想做奸盗伪诈之事,又有什么做不到的呢?"何文端听了很惊讶,从此到老再也不敢晏起了。这是太守先生亲口对我说的。

﹛专家点评﹜

本篇系袁开昌从圌翁所撰《听训斋语》一书中摘录出来的两段论述,强调睡眠和饮食在养生保健方面起着至关重要的作用。即使拿今天的观点来分析,仍然很有现实指导意义。

在饮食方面,当注意这样几点:一是"食忌过饱",应力求做到"从不饱食""食只八分",让肠胃"常令宽舒有余地",这样就使病邪难入,自然可以减少疾病。二是食宜清淡,切忌过食肥甘厚味。必须懂得如下道理:"燔炙熬煎,香甘肥腻之物,最悦口,而不宜于肠胃。彼肥腻易于黏滞,积久则腹痛气塞,寒暑偶侵，则病作矣。"至于"清芬鲜洁"的蔬菜，则可适量多食一些。三是总的来说，食物品种要多样化，但就一餐饭而言，食物不可过杂，倘若"一席之间，遍食水陆(所产诸品)"，"鸡鱼兔豚之类"杂进，难免损伤脾胃。

在睡眠方面，则强调早睡早起。本篇指出，冬夜很长，可在二更时(21—23时)就寝，夏夜很短，当在一更时(19—21时)入睡。其实不论冬夏，均以二更时寝卧为宜；夏夜很短，可在中午睡卧1个小时以补足之。至于起床，不论春夏秋冬，各季均宜在日出时早起，切忌睡懒觉。篇中谈到何文端一家有睡懒觉的习惯，经客人批评和提醒之后，"自此至老不晏起"。现今有的人每天都睡得很晚，第二天也起得很晚，这就违背了阴阳变化的规律，打乱了人体的生物钟，对健康是很不利的。

(五)衰老病死妻子不能代

﹛名著选录﹜

饥寒痛痒，此我独觉，虽父母不之觉也。衰老病

死,此我独当,虽妻子不能代也。自爱自全之道,不自留心,将谁赖哉?(《养生三要·卫生精义》)

{帮您解读}

饥饿、寒冷、疼痛、瘙痒,这是自我单独能感觉到的,即使是父母也不可能代为感觉到。衰弱、年老、患病、死亡,由我自己单独担当,即使是老婆孩子也不可能替代。人身的自我爱护和保全的原则方法,自己如不留心关注,又将依靠谁呢?

{专家点评}

袁开昌在此引用了《呻吟语·养生篇》中的一段论述。该书作者吕坤(1536-1618),字叔简,明代学者,具有唯物主义思想,著作有《呻吟语》和《去伪斋文集》等。本文原书标题为《自爱自全之道,在于自己留心》。篇幅虽然极其简短,却说明了如下一条真理:养生保健完全靠自己,如果自己执意违背或轻视颐养之道,那么要想却病延年就只能是空想,谁也帮不了忙,就连父母及妻子儿女等,也是爱莫能助的。由于吕坤自己高度重视养生保健,所以在当时他能获得享年82岁的高寿。

(六)无价之药

﹛名著选录﹜

吕叔简曰:愚爱谈医,久则厌之。客言及者,告之曰:"以寡欲为四物,以食淡为二陈,以清心省事为四君子。无价之药,不名之医,取诸身而已。"(《养生三要·卫生精义》)

﹛帮您解读﹜

吕学简(即吕坤)说:我爱谈论医学知识,时间过久就厌倦了。有人在我的面前谈及此一问题,我告诉他说:"把减少嗜欲当作四物汤,把饮食清淡当作二陈汤,把清心省事当作四君子汤。这些就是无法估价的珍贵药物,也是没有名称的良医,这些不过是从我自身的经历中得到的一点体会而已。"

﹛专家点评﹜

上面这段话,也是袁氏从明代吕坤《呻吟语·养生篇》中摘录出来的。本篇文字亦很简短,而意义更是深远。篇中特别强调寡欲、饮食清淡和清心省事在摄生颐养中的重要作用。其中用中医方剂中的四物汤、二陈汤和四君子汤来做相应的比喻，很能发人深省。四物汤，由熟地、当归、白芍、川芎四味药物组成，功能补血和血。二陈汤由半夏、橘红、茯苓、炙甘草、乌梅、生姜等药组成，功能燥湿化痰，理气和中。四君子汤由人参、白术、茯苓、炙甘草等四味药物组成，功能益气健脾。这些都是久经考验的古方，也是补益或调整人体气血的常用良方，其使用频率极高，直到今天仍是如此。运用这类方剂来做比喻，表明强调减少嗜欲、饮食清淡、清心省事，是人们始终应当坚持的重要养生原则。

(七)治身养性务谨其细

｛名著选录｝

《抱朴子》曰，凡夫不知益之为益，又不知损之为损。损易知而速，益难知而迟。损之者，如灯火之销脂，莫之见也，而忽尽矣。益之者，如禾苗之播植，莫之觉也，而忽茂矣。故治身养性，务谨其细。不可以小益为不足而不修，不可以小损无伤而不防。唯益为难而迟，故虽小而不可失;唯损为易而速,故虽小而不可犯。凡聚小所以就大,损一所以至亿也。若能爱之于微,成之于著者,则知道矣。(《养生三要·卫生精义》)

╣帮您解读╠

《抱朴子》说:一般人不懂得益之所以为益、损之所以为损的道理。损害容易知道而后果迅速,益处难以知晓而功效迟缓。损害的发生,有如灯火之消耗油脂,没有人能看到它,一会儿油脂就燃烧完了。益处的出现,就好比播种和栽植禾苗,没有人能觉察它,忽然之间却长得非常茂盛了。所以调治身体和修养情性,务必谨慎地对待每一个细节。不可

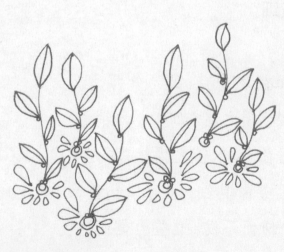

因收益太小而不去修炼,也不可因损伤轻微而不预防。只因益处难见而又出现迟缓,所以即使很小也不可丧失;只因损害易知而出现迅速,所以即使很小也不可冒犯。大凡积

聚小的,是为了成就大的,损伤一处就可发展到造成亿万损伤。倘若能够从爱护微小做起,最终就会产生显著的成果,那就叫做懂得事物发展的规律了(在此实指懂得养生之道)。

{专家点评}

袁开昌在此摘录了晋代葛洪的一段论述,其原文出自《抱朴子内篇·极言》,但文字略有出入,且其中还掺入了袁氏本人的议论。葛洪认为,摄生颐养是一个长期积累的过程,必须从每一件小事做起,当牢牢记住,勿以小益而不为,勿以小损而为之。因为积小益可以成为大益,积小损可能成为大害,故"治身养性,务谨其细"。

本篇所论文字虽然简短,其内容却很合乎科学道理,无论防治疾病还是颐养天年,都必须从每一件细事和每一个细节做起。试以预防心血管病为例,倘能在日常生活中注意以下细则,就能取得良好效果。一是严格戒烟;二是每天饮足够的水;三是起床时动作要舒缓;四是大便时不过度憋气用劲;

五是每天坚持运动 0.5~1 小时;六是中午午睡 0.5~1 小时;七是吃好早餐,中餐吃八分饱,晚餐吃少,以素淡为主,少吃肥腻厚味;八是严格限盐限酒。以上八条,可说是生活细节,倘能坚持这样做,就能有效地预防心血管疾病乃至猝死的发生。

人们个个都想健康长寿,而有些生活细节中的坏习惯却会带来极大的妨碍。不久之前美国生活网站载文总结出减损寿命的 10 个坏习惯,依次转述如下:

①吸烟:吸烟者平均寿命降低 14 岁,同时还会降低生活质量。

②危险驾驶:不计后果的危险驾驶(特别是醉酒驾车)和乘车不系安全带,是年轻人意外死亡的主要原因。

③不爱运动:长时间看电视的"沙发土豆"(呆坐者)预期寿命会降低 9 岁。不运动还会导致压力倍增和入睡困难等问题。

④不爱吃果蔬:水果和蔬菜(含维生素、矿物质

及纤维素等均很丰富),不仅可以保持人体健康,还能修复衰老导致的某些损伤。多吃果蔬可延缓身体衰老。

⑤压力大而不能及时释放:慢性压力导致有害应激激素持续损伤身体组织,应该学会瑜伽、冥想(以及与人交谈或参加各种活动)等多种放松解压技巧。

⑥不接受变老:不能正确对待衰老,衰老会让人抑郁,而消极对待衰老会折寿7岁。

⑦不接受疾病筛查:不接受疾病特别是某些恶性疾病的体检筛查,容易延误疾病的早诊断早治疗,从而错过挽救性命的关键时期。

⑧过量饮食:饮食无度会缩短预期寿命。饭吃七分饱有助延年益寿。

⑨生活无目标:生活无目标者精神无所寄托,情绪低落,故易减损寿命;而生活有目标有信念的人,平均寿命更长,血压相对较低,免疫系统更健康。

⑩没有朋友或配偶：处世孤立，无人与之交往，也不与他人保持亲密关系(如婚姻等)，寿命必然缩短。

下面再谈谈科学饮水的几个细节问题，同样值得重视。最近台湾《健康》杂志刊文谈到饮水应注意做到如下四点：其一，水宜慢慢地一小口一小口地喝，方可获益；若大口喝水，喝得又快又多，就很容易引起气胀，还将加速排尿，并不能解渴。其二，睡前喝水可预防心梗和中风。人体缺水时，血液会变腻稠，发生心梗的风险会增加，可在睡前1~2小时喝水1杯。其三，早晨起床后喝水能防便秘。早上喝温开水1大杯，能促进肠胃蠕动，起床后立刻喝下，效果加倍。其四，焦躁疲惫时喝水能醒脑。当突然感到疲惫、焦虑暴躁或大脑注意力不集中时，有可能是身体缺水，此时喝水能帮助消除疲劳，放松情绪，振奋精神，焕发活力。故此类生活细节绝对不可小视。

(八)养生以不伤为本

﹛名著选录﹜

(《抱朴子》曰:)养生以不伤为本。才所不逮而困思之,伤也;力所不胜而强举之,伤也;悲哀憔悴,伤也;喜怒过差,伤也;汲汲所欲,伤也;戚戚所患,伤也;久谈多笑,伤也;寝息失时,伤也;沉醉呕吐,伤也;饱食即卧,伤也;跳走喘息,伤也;欢呼哭泣,伤也。积伤至尽则早亡。

是以养性之方:唾不及远,行不疾步,耳不极听,目不极视,坐不至久,卧不及疲。先寒而衣,先热而解;不欲极饥而食,食不过饱;不欲极渴而饮,饮不过多。食多则结积聚,饮多则成痰癖。不欲甚劳甚逸,不欲起晚,不欲汗流,不欲多啖生冷,不欲饮酒当风,不欲数数沐浴,不欲远愿广志,不欲规造异巧。冬不欲极温,夏不欲穷凉。不露卧星下,不欲眠中见扇。大寒大热,大风大雾,皆不欲冒之。五味入口,不欲偏多。凡言伤者,亦不便觉,久则损寿。此谓不见其损,有时而尽。(《养生三要·卫生精义》)

﹛帮您解读﹜

养生当以不损伤身体作为根本。才能所不及而困顿地思考事情,会造成损伤;力气所不能胜任之物而强行抬举起来,会造成损伤;情绪悲哀而容颜憔悴,会造成损伤;喜怒超过了限度,会造成损伤;孜孜汲汲地去追求私欲和嗜好,会造成损伤;整天痛苦地处在忧患之中,会造成损伤;谈笑过多过于长久,会造成损伤;不按时寝卧休息,会造成损伤;大量饮酒引起沉醉呕吐,会造成损伤;吃饱饭之后立即睡卧,会造成损伤;跳高跑远而喘息不止,会造成损伤;过度欢呼或哭泣不止,会造成损伤。损伤积累到了极点人就会死亡。

因此列举一些养生的方法:唾痰不要唾得太远,行走不要过于快速,耳朵不要极尽其听力,眼睛不要极度视物,静坐不要过久,睡卧的时间不能过于长久,否则反而招致疲倦。天气尚未寒冷便先加衣服,尚未炎热便先脱衣服;不要等到极其饥饿才进食,每顿饭不可吃得太饱;不要等到极度口渴才饮水,每次饮水不可太多。吃饭太多就会结成积聚,饮水过多又会形成痰癖(指水饮久停化痰,流移于胁肋之间,以致有时胁痛的病症)。不要过度劳累或过度安逸,不要起床太晚,不要大汗淋漓不止,不要多吃生冷之物,不要饮酒当风受吹,不要频繁地洗澡,不要有过高过远的愿望,不要规划设计制造奇异巧妙的器械(按:此条不可取)。冬天不可极度保温,夏天不要极度纳凉。不要露卧在室外的星光之下,不要在睡眠中扇风。凡属大寒与大热,大风与大雾,都不要冒犯。酸、苦、甘、辛、咸等五味进入口中,都不要偏多。大凡谈到损伤,当时不能立即觉察到,积久就会损伤寿命。这就叫做看不到损伤,到时候寿命就完了。

{专家点评}

本篇同样是袁开昌对葛洪《抱朴子内篇·极言》的摘录,但文字有改动,并加入了袁氏本人的言论。文字虽然简短,却充满了养生的辩证法。此篇表明,不论体脑劳动,思想情志,兴趣爱好,饮食起居,饥饱劳逸，视听言行，论争谈笑，寒热温凉，衣服厚薄等等，均应适度，既不可太过，亦不可不及，无论太过与不及，都可能造成损伤。所以养生之道的关键在于讲究一切都适度，一切都要平衡，既反对不及，更要反对太过。只有这样才能维护人体健康，也才有利于长寿。下面从几个方面分别列举例证来谈谈此一问题。

其一，老年人不论参加体力劳动或体育运动，都只能量力而行，适可而止。绝不可自逞己能或勉强行事，否则就会招致"力所不胜而强举之，伤也"的后果。据媒体报道，北京有位老先生入冬时买了许多大白菜，本来堆放在一楼，他怕菜被冻坏，便亲自动手将其搬上三楼。前两次一回搬3棵，第三次咬咬牙搬了7棵，重50多斤。他平时从未干过重体力活，此次超负荷搬运大白菜，累得气喘吁吁，一下子就瘫倒在地上，竟至咳嗽吐血。家人当即将他送往医院急救，诊断为急性心肌梗死，急性左心衰竭。后经医院全力抢救，用了不少进口贵重药品，性命总算保住了，却花了 6 万多元。为了区区几十元的大白菜，竟然付出了这么大的代价，实在不值得。

又有媒体报道，沈阳市铁西区一位 72 岁的老人，从超市购得并扛上两袋共 40 斤重的大米，又手拎 5 斤猪肉及其他年货，总计 50 多斤。当他走到门外的公共汽车站正准备上车时，不料突然昏倒在地，虽经好心人迅速送往医院抢救，却已是无力回天，终因心梗而猝死。人们说他是累死的。故老年人绝不可干超强度的体力活。

还有某地一位刚退休不久的六旬老人，他有每天早起晨跑的习惯。一天早上，他高速奔跑，当快要跑完 3 000 米时，却突然摔倒在地，尚未来得及抢救就气绝身亡。老年人大多患有慢性病或隐性疾病，锻炼只宜慢跑或散步，距离也要适中，倘若贸然长距离高速度奔跑，就可能带来难以预测的后果。

上述三例，均属老年人。前两例为超负荷体力劳动，后一例为超负荷参加体育锻炼，全都属于"力所不胜而强举之，伤也"这一类。终究导致两死一病的严重后果,值得深深地引以为戒。

其二,中青年人加班也应适可而止,绝对不可过度劳累。2013 年 3 月 6 日上午 9 点,正在北京出席两会的全国人大代表、杭州市长邵占维突发心脏病,经抢救无效死亡。这与平时工作过于紧张劳累不无关系。

据媒体报道,北京一位白领在某知名企业工作,他在连续加班一个月之后,于 2013 年 5 月 13 日猝死,死时年仅 24 岁。他是因过度劳累导致心源性猝死的。又据某报 2013 年 6 月 25 日报道,一位 23 岁大学毕业生在高温下工作 12 小时后死亡。死者名叫李哲,是安徽省安庆谢德尔汽车零件有限公司员工,大学毕业上班才八个月。因工作经常加班,最长时间每天上班 12 小时,他感到吃不消,曾对同学说自己将会被累死的。6 月 17 日,李哲在高温下连续上班 12 小时后,当晚在家中躺下后就再也没醒过来。"我儿子是活活累死的,当天他还中暑了,但是工厂还是强行要求加班",其母亲查玉兰很懊恼地这么说。她还很自责地陈述,儿子曾经多次提出要辞职,是她极力阻止,未能实施,儿子从小很听话,所以一直坚持着。

以上三例,均属上班职工,一个中年人和两个青年人,皆因工作过于劳累而导致猝死,值得深深地引以为戒。"养生以不伤为本",在平时的工作和劳动中,一定要保证有充分的休息时间,做到劳逸结合,以便防止发生意外。

人们不论干什么,全都必须适度,决不可长期超负荷地运转。据芬兰职业保健研究所和赫尔辛基大学的一项最新研究成果显示,持续超负荷工作及引起的严重精神压力,可导致染色体端粒缩短,引起细胞早衰,从而加速衰老。所以平时不论从事何种工作,均必须适度,过度则必然有害。

其三,大脑的思维活动同样要适度,既不可缺少,又不可太过。长期不动脑,总是饱食终日,无所用心,那是很有害的。所以老年人要有积极的思维,经常用脑的老人,其脑萎缩的程度要比其他老人低很多。日本一位科学家用超声波测试发现，勤用脑的人血管多处呈扩张状态，脑组织有足够的血液、营养供给，为延缓大脑衰老提供了物质基础。但大脑的思维也要有一定限度，持续的过度思维，又会引起头昏脑涨，思维迟钝，记忆力减退，乃至神经衰弱、失眠及其他全身性的疾病。大凡大脑疲劳容易出现下列症状：①头昏眼花，听力下降，耳壳发热；②四肢乏力或嗜睡；③注意力不集中，反应迟钝；④记忆力下降，遇事多忘；⑤出现恶心呕吐现象；⑥出现性格改变如暴躁易怒、忧郁等；⑦常要靠茶或咖啡提神；⑧眼睛疲倦，呵欠不断；⑨入睡困难，易醒多梦。凡出现以上症状中的某一种或某几种，说明大脑已疲劳了，就应当及时休息。

其四，老年人每天必须保证6~8小时的睡眠，睡眠要充足，质量要高。只有这样，才能确保健康长寿。但睡眠时间亦不可太多，应控制在"卧不及疲"的范围之内，睡得太多反而会招病损寿。

其五，"坐不至久"，过于久坐会损害健康和减少寿命;与之相反,减少呆坐可增寿。美国科学家研究发现,假如每天只坐3小时或更短时间,则寿命可以延长2年。现今老年人每天呆坐看电视的人较多,研究认为,倘若将每天看电视的时间减少到2小时以下, 那么寿命可以延长1.4年。这是基于16.7万人的统计数据所得出的结论,至少表明少坐多运动有利于身体健康。所以老年人每天静坐看电视,最好不要超过4个小时。

在此还应当指出, 本篇所论大多是可取的,但也有一些说法不可轻信。如说"不欲远愿广志,不欲规造异巧",这就要作具体分析了。一个人应当有远大的志向和长远的打算,自然也不能脱离实际,否则就会成为空想。至于"规造异巧",则是指设计制造奇异巧妙的器物, 也就是

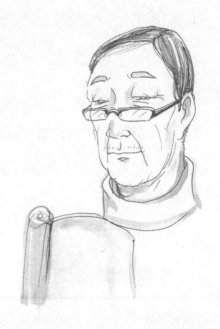

搞发明创造,非但不应禁止,而且正是我们今天所大力提倡的。有鉴于此,因而篇中所载"不欲规造异巧"之说是不可取的。

(九)风寒暑湿及酒食生冷均能致疾

｛名著选录｝

沐浴临风,则病脑风痛风;饮酒向风,则病酒风漏风;劳汗暑汗当风,则病中风暑风;夜露乘风,则病寒热;卧起受风,则病痹厥。

衣凉冒冷,则寒外侵;饮冷食寒,则寒内伤;早起露首跣足,则病身热头痛;纳凉阴室,则病身热恶寒;多食凉水瓜果,则病泄泻腹痛;夏走炎途,贪凉贪冷,则病疟痢。

坐卧湿地,则病厉风痹厥;冲风冒雨,则病身重身痛;长着汗衣,则病麻木发黄;勉强涉水,则病脚气麻痹;饥饿澡浴,则病骨节烦痛;汗出见湿,则病痤痱。(《养生三要·卫生精义》)

｛帮您解读｝

洗头洗澡时靠近风口,就会患脑风(头痛不已)

和痛风病(疼痛剧烈而游走不定);对着风饮酒,易患酒风和漏风病(二者异名同实,皆因酒后感受风邪所致,症见畏风发热口渴,汗流如雨,骨节懈惰无力);劳动汗出或暑天大汗时遇到风邪侵袭,又可能患中风或中暑之类的病症;夜晚露身乘风纳凉,就将患发热恶寒之类的病症;睡卧起床后受了风,便易患痹症(肢体疼痛麻痹)和厥症(晕厥)。

衣服单薄体凉又冒犯冷风,寒气随即从外部侵袭人体;喝冷饮而吃寒食,寒气就会造成体内损伤;早晨起床后即光着头而赤着脚,便将患全身发热的头痛病;在阴冷的北屋里纳凉,易患全身发热恶寒的病症;多喝凉水或多吃生冷瓜果,定会引起腹痛泄泻;夏天行走在炎热的道路上,又贪图凉风冷食,极易患疟疾和痢疾。

常在湿地上坐卧,必定患厉风(即疠风,指皮肤病)和痹厥之类的病症;冲风冒雨而受其寒湿,将会患全身沉重疼痛的病症;长久地穿着汗湿的衣服,极易出现麻木身黄的病症;勉强涉水行走,可能会患脚气(脚弱无力)和挛痹之类的病症;饥饿之时洗头洗澡,易患骨节烦痛的病症;汗出之时立即入水受湿,就将生痱子或痤疮(热疖)之类。

｛专家点评｝

袁开昌在此引述了《集解》(作者不详)一书的几段论述,并且明确指出:不论风寒暑湿,还是酒食生冷,稍有不慎,就会成为致病因素。在此再次强调,若要讲究养生保健,就必须注重生活细节。例如篇中指出"饮冷食寒,则寒内伤""多食凉水瓜果,则病泄泻腹痛"。老年人大多阳气虚衰,肠胃功能较差,一定要坚持热饮热食,即使是酷热的大暑天,也绝不可贪食寒凉。据媒体报道,常喝冷饮导致脑梗塞的可能性更大。这是日本《读卖新闻》在一项科研报道中所提出来的。该报对日本大阪大学公共卫生学教授机博康的一项最新研究作了报道。此项试验发起于1990年,共计3.98万人受访。机博康教授在研究可乐、果汁等加入糖分的冷饮和循环器官的病症之间关系时发现,18年后, 受访者中的1047人患了脑梗塞,其中男性670人，女性377人。根据喝冷饮的次数从"几乎不怎么喝"到"基本上每天都喝"，共分成4个组。喝冷饮次数多的女性患脑梗的最多，"每天都喝"的发病率是"几乎不喝"者的1.83倍。其实男子常喝冷饮也同样有害，故切忌长期嗜喝冷饮。

每当炎夏酷暑季节，冰棒、雪糕、冷盘、冷菜、冷饮最为盛行，老年人不可贪食，否则势必引起腹痛腹泻等各种肠胃病。尤其是生肉、生海鲜之类，更加不可沾唇，否则更易招致其他种种严重的疾病。享年103岁的国民党元老陈立夫曾经撰文说，他之所以能够获得高寿，因素很多，但其中必有一条，那就是始终坚持"物熟始食，水沸始饮"的原则。广大中老年朋友也应充分注意做到这一点。

(十)殉利殉名

₰名著选录₰

邹东廓曰：世之所谓强有力者，权有无，节盈缩，以鹜于朝市，相靡以利，相炫以捷。盖寒不得袭，暑不得阴，若是者什而三焉。世之所谓智者，商古今，课殿最，抵掌功名之会，相矜以辩，相构以术，弃枯而集菀，避寒而竟炎，若是者亦什有三焉。

贪夫殉利，烈士殉名。殉名之与殉利，高下有间矣。其于逐物以丧其生，钧也。无为利府，无为名尸，超然立于物表，而物莫挠之，是谓卫生之术，寿考将自至。人负阴而抱阳，冲气以为和，逆之则灾害生，从之则痼疾不起。故滋味者，身之充也，而酸伤脾，苦伤肺，咸伤心，辛伤肝，甘伤肾。五行各有所克，此盛则彼伤，则失其节也。

起居者，身之适也，而坐伤肉，卧伤气，行伤筋，立伤骨，则渝其常以召之也。时其喜而喜也，时其怒而怒焉，时其好而好焉，时其恶而恶焉。喜怒好恶，各当其节，则必无殉名殉利之病，而起居饮食更无论已。若明鉴之照物，不将不迎，泰然而静寂，怡然而动顺，饮食有节，起居有常，喜怒有则，则气日完，精日积，神日定。若然者，忧思不能入，嗜欲不能侵，邪气不能袭，虽度百岁，而动作不衰。（《养生三要·卫生精义》）

﹛帮您解读﹜

明代学者邹东廓说：世间所说强有力的人，能权衡有无轻重，控制盈余与不足，而对朝市(早晨的集市)趋之若鹜，以谋取利润压倒对方，以胜过他人来相炫耀。大概在严寒天不能适时增加衣服，在酷暑天得不到阴凉，这样的人占了十分之三。世间所说聪明才智之人，商讨研究古今之事，在殿堂之上参加科举考试争取夺魁，互相击掌于竞争功名之会，以善于辩论傲视他人，用权术来陷害他人，抛弃枯木而靠近繁华茂盛之地，避开寒凉而驰竞于炎热的场所。这样的人也占了十分之三。

贪夫为财利而死，烈士为名誉而亡。为了名誉或财利而死，其高低上下有明显的区别。他们都是以追逐某个事物为目标而丧失其生命，这一点却是相同的。为人不要做财利的府库，也不要做名声的僵尸，要用超然的态度站立在物利之外，不为物利所诱惑或阻挠，这就叫做保卫生命的技术，长寿将会自然来到。人体抱负着阴与阳两个方面而相互平衡,保持冲虚之气以便求得和谐,违背了它将会产生灾害,顺从了它就不会引起疾病。所以各种滋味的饮食,是人体必须得到充分供应的。然而酸味太多即伤脾,苦味太多便伤肺,咸味太多就伤心,辛辣太多即伤肝,甘味太多便伤肾。五行各有相克的关系,这个强了就会伤害那一个,就将失去节制。

起居作息,必须适合于身体。然而久坐伤肉,久卧伤气,久行伤筋,久立伤骨,则是改变常规所招致的结果。该欣喜的时候欣喜,该愤怒的时候愤怒,该爱好的时候爱好,该厌恶的时候厌恶。喜怒好恶等情志,各自调节适当,就必定没有殉名殉利的毛病,而起居饮食等各个方面,就更不必多说了。像明镜照见的物品,不送也不迎,安泰自然而又寂静,愉快而处事顺畅,饮食有节制,起居有规律,喜怒有准则,那么元气日益充实,精神日益稳定。如果能做到这样,忧患意识不会进入体内,各种嗜欲不能侵犯,病邪之气也不会侵袭人体,即使活到一百岁,行动作息都不会出现衰老状态。

﹛专家点评﹜

邹东廓(1491—1562),明代学者,名守益,字谦之,东廓乃其号。正德年间进士,曾任太常少卿兼侍读学士,官至南京国子祭酒(国立大学校长)。先宗程、朱理学,后师事王守仁,并笃守王学传统。强调"慎独"(独居谨慎,不存邪念)、"戒惧"(小心、警惕)为"致良知"的修养方法。著作有《东廓集》。袁开昌在此选录了《东廓集》中有关名利的论述,并加入了他自己的一些评论,颇能发人深省。

本篇明确指出,一味贪图名利对身心健康十分有害,甚至使人短命早死。凡逐利者,总是"相靡以利,相炫以捷"。为了多得财利,便设法压倒竞争对手,搞垮对方,以求自己取胜。凡追名者,无不"相矜以辩,相构以术"。为了争名,不但通过辩论打击他人,还采用阴谋和权术来陷害他人。故追名逐利者都是损人利己者,其人际关系都很紧张,甚至极其恶劣,内心都是很不安宁的,自然难以长寿。为了追逐名利而过早地"丧其生",那是很不值得的。因而提倡"无为利府,无为名尸",即不要把身体当作贮藏财物的仓库,或者当作寄存浮名的僵尸。应当超然物外,不为名利所诱惑,这样才叫懂得"卫生之术"也就是养生保健之道。倘能如此,"寿考将自至",健康长寿便是水到渠成之事。

与追逐名利和私欲的人相反,一贯乐善好施,坚持做好事而以助人为乐的人,非常有利于健康长寿。出生于1906年的胡汉伟老先生,是广东省中山市一位退休的中学老师,现今已经108岁了。他退休后当上了街道的街坊组长。社区孤寡老人生病,他及时到病床前慰问,并出钱出力帮助进行治疗。逢年过节,又送钱送米帮助孤寡老人。他四十多年如一日地做好事,帮助有困难的老人,好事做得越多,心情就越好,外貌也显得年轻了许多,看起来不像百岁老人,倒像是七十岁的样子。年年体检,身体没有任何疾病,连医生都感到吃惊。有人请教长寿秘诀,胡老回答说:"我长寿没有什么秘诀,也不是遗传,我的母亲在我两岁时就去世了。平常我从来不挑饮食，什么都吃。退休后从来不打麻将，不抽烟，不喝酒。我万事都不去计较，每天做好事，帮助他人，心理健康，所以身体健康。"胡老说得很对，心无私欲，胸怀坦荡，处处以助人为乐，整天生活在称心如意的环境中，自然有利于身心健康。现代科学研究认为，人缘好的人，心情好，体内能分泌有益的激素、酶类和乙酰胆碱等。这些物质能把身体调节到最佳状态，因而有利于健康长寿。

本篇又说："时其喜而喜也，时其怒而怒焉，时其好而好焉，时其恶而恶焉……泰然而寂静，怡然而动顺，饮食有节，起居有常，喜怒有则，则气日完，精日积，神日定……虽度百岁，而动作不衰。"这段话可说对养生延寿之道作了最好的概括。其中有"时其怒而怒焉"和"喜怒有则"两句，认为该发脾气的时候就要发脾气，只是发怒要有一定的限度而已。都说恼怒有害，那么有限度的发怒是否也有害呢？有媒体报道说："偶发脾气或可增寿两年。"德国耶纳大学研究人员评估超过6 000名老人的健康状态，结果发现，长期保持身体健康的秘诀之一在于宣泄负面情绪。美国四兹堡卡内基梅隆大学一项研究显示，遇到不公正待遇时宣泄压力，可以帮助人们保持乐观。研究人员发现，经常选择"默默忍受"的人，与直面不公待遇选择"针锋相对"的人相比，心脏病发病率高出一倍；选择"回家后发脾气"的人心脏病发病率没有升高。由此可知，"时其怒而怒焉"，即该发脾气的时候适度发发脾气，非但无害，反而是有益于身心健康和延年益寿的。

笔者由此想到，有些老年夫妻不时发生拌嘴，吵吵闹闹，通常是老太太嘴巴多，喜欢在老公面前数落或发发牢骚，甚至把老公当成"出气筒"。在此种时候，老先生一定要宽宏大量，不予计较，甘心当老伴的"出气筒"。让老夫人及时发泄其负面情绪，这对她的身心健康很有好处；反过来又可使老先生多获得老夫人的关照，归根结底对老先生自己的身心健康亦很有帮助。

(十一)治心

﹛名著选录﹜

贾文宿云:曾问长生不死有术乎? 曰:上寿不过百岁,长生不死,吾未见其人,不能知其术。无已,则有却病延年焉。世之所云却病者,咸曰薄滋味,节淫欲,寡言语,戒嗔怒,保形炼气,如是数者而已尔。然此犹治表之术也。余之所谓却病者,却吾心之病焉耳。

盖人心本自定静,本自泰然,何病之有? 唯遇货财则思争夺,遇功名则思排挤,遇势焰则思趋附,遇睚眦则思报复,遇患难则思推避,未遂则心病于患得,既遂则心病于患失。以是日攻于心,则病日入于膏肓。虽有外之所养,终不胜其内之所扰,况乎外之所养,又足滋病。此扁鹊之所以望而走焉者,寿焉得不促?

苟欲治病,先治其心。一切荣辱得丧,俱不足为吾心累。即小之而疾病,不以疾病累其心;大之而生死,不以生死累其心。使清明之气,常在吾躬,将见心日以广,体日以胖,不期寿而寿益增,他又何术焉？道书亦云：黄帝悲其贪著，乃以神仙之术，渐次导之耳，其微旨可识矣。然则世以为真有神仙，而必欲学而至者，无乃又堕贪著之障。(《养生三要·卫生精义》)

⌇帮您解读⌇

贾文宿说：有人曾经问我，想要长生不死有什么方法吗？我回答说：最高的寿命不过一百岁，至于长生不死，我没有见过那样的人，不可能知道其方法。出于不得已，就在这里谈谈却病延年的方法吧！世上所说的却病即消除疾病的方法，都说要淡泊饮食，节制性欲，减少言语，禁戒愤怒，保养形体，操练

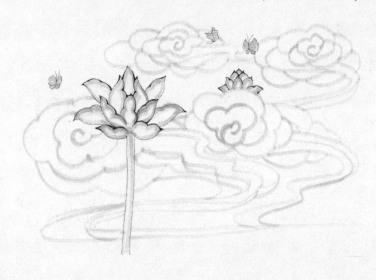

气功,就是这样几条罢了。然而这些都还是治理外表的方法,我所说的却病方法,是要消除我们内心的疾病。

大概人心本来是稳定安静的,本来是泰然自若的,又哪里会有病呢?只是在遇到货物和钱财时就想要争夺,遇到功绩和名誉就想排挤别人,遇到权势正在兴旺的人就想前去巴结逢迎,遇到有人向你瞪眼睛就想伺机报复,遇到忧患和困难就想推却避开,没有如愿则心中忧虑怕得不到,已经如愿则心中又惧怕失去。因此心中天天受到攻击,疾病也就越来越严重了。虽然在外表有所调养,终究不能战胜内心的扰乱,况且有的外表调养,又足以滋生疾病。这就是扁鹊望见疾病已深入齐桓侯体内之所以退走的原因。寿命又哪有不短促的呢?

假若要想治病,首先要治疗心病。一切荣辱与得失,都不足以成为我内心的拖累与负担。即使小到疾病问题,不因疾病而使内心时时有负担;大到生死问题,不因生死而造成内心负担很重。要使清明之气,时常留存在我的体内,将会看到我的心胸一天天宽广,身体一天天健壮,不必期待长寿而寿命不断增加,其他还有什么方法呢?道家著作中说,黄帝、老子悲怜人们贪心不足,便采用神仙之术,渐渐地加以诱导罢了,其宗旨是可以识别的。然而世人真正以为有什么神仙,而硬想要学会成为仙人,恐怕又将堕入过分贪婪的业障中去了。

{专家点评}

贾文宿,养生学家,具体生平不详。袁开昌在此引述了贾文宿有关心理情志养生的几段论述,且加入了袁氏本人的评论,颇能给人启示。本篇明确指出,所谓防治疾病,最主要的是防治心病。盖"人心本自定静,本自泰然,何病之有?"那么为什么会得心病呢?就是因为"遇货财则思争夺,遇功名则思排挤,遇势焰则思趋附,遇睚眦则思报复,遇患难则思推避,未遂则心病于患得,既遂则心病于患失。以是日攻于心,则病日入于膏肓。"一个人时时想着争夺财富,名利,趋炎附势,伺机报复,患得患失之类的事,心理负担很重,又哪有不生病的呢? 本篇又说,要想治疗心病,就该做到"一切荣辱得丧,俱不足为吾心累",务必"使清明之气,常在吾躬。将见心日以广,体日以胖(舒坦),不期寿而寿益增,可谓一言中的,十分可取。

本篇说得很对,无论古今均很适用。《黄帝内经素问·灵兰秘典论》早就指出:"心者,君主之官也,神明出焉……故主明则下安,以此养生则寿,殁世不殆,以为天下则大昌。主不明则十二官(指五脏六腑等各个器官)危,使道闭塞不通,形乃大伤,以此养生则殃,以为天下者,其宗大危,戒之戒之!"《内经》还有"百病始于心"之说。这就表明,无论任何时候,凡属治病和养生,都应当以治心养心为根本。西方有句谚语说:"健康的一半是心理健康,疾病的一半是心理疾病。"这与我国传统医学及养生学的见解是不谋而合的。

老年人要想养心护心,必须做到几个忘记:一是忘掉年龄。不以年老自居,而以"不知老之将至"

为佳。二是忘记仇恨。不可"遇睚眦则思报复",只有忘掉仇恨内心才能安宁。三是忘掉悲痛。即使遇到天灾人祸或亲人之丧,也不能老是沉浸在悲痛之中,只有及时摆脱悲痛情绪,才会出现"柳暗花明又一村"的新局面。四是忘掉气愤。倘遇烦心事,不可冲动急躁,愤怒不已,否则血压升高,心跳加快,诱发心脑血管疾病,严重者甚或造成猝死。五是忘掉忧愁。多愁善感容易滋生疾病,也是引发抑郁症的主要根源,对健康十分有害。六是忘掉悔恨。老去想追悔莫及的事,只能伤心伤神,于事丝毫无补。应当提得起,放得下。七是忘掉疾病。老年患慢性病者较多,既要积极治疗,又不能时时为疾病所困扰而产生沮丧情绪。要在战略上藐视疾病,在战术上重视疾病,泰然处之,就能在精神上战胜疾病。八是忘掉名利,做到淡泊荣利,知足常乐。

为了维护老年人的心理健康,应当力求做到以下几条:其一,保持良好的认知功能。即感觉知觉、定向力、记忆力正常;思维逻辑清析,做事果断,有准确的判断和决策能力;具有一般的生活能力和社会常识,并能及时更新。其二,保持平和心态。既不高估也不贬低自己,不攀比,不自卑,积极、乐观、开朗,一切顺其自然。其三,心情愉悦。多散心,多与人交谈,及时适度表达和释放不愉快的情绪;重建广泛的兴趣爱好,让生活更加丰富和充实。其四,人际关系和谐融洽。宽以待人,乐于与人交往,有知心朋友,与家人关系融洽,能得到大家的尊重和理解;乐于帮助他人,也乐于接受他人的帮助。其五,有良好的社会适应能力。退休以后,不能离群索居,还要积极参加适合于自己的社会活动,不断学习新的知识,做些力所能及的事情,以便适应社会的发展,适应新的生活方式。其六,保持健全的人格。能正确评价自己和外界事物,能听取他人意见,不固执己见;能控制自己的情绪和行为,不过激,更不走极端;能按自己的意愿和经验处理好事情,遇事能自己承担责任,不迁怒于人,不怨天尤人;保持能力、兴趣、性格与气质等各个心理特征的和谐统一。倘能做到以上六点,必定十分有利于身心健康,也自然有助于延年益寿。

由上可知,袁开昌的这篇《治心》非常值得重视,绝不可等闲视之。该文摘录了贾文宿的有关论述,贾氏如此重视心理健康,这在摄生保养方面确有重要意义。现今有关研究表明,人们如果想要健康地活到100岁,心理平衡占了50%以上,合理膳食占25%,其他占25%。其中心理平衡超过了一切保健措施和保健品的总和。谁能保持心理平衡,就等于掌握了保持身体健康的金钥匙。一项在世界三大长寿之乡所作的调查结果显示:要健身,先健心。有了心理健康,才能确保身体健康。这些恰好对贾氏的治心之说作了最好的诠释和印证。

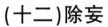

(十二)除妄

{名著选录}

贾文宿云:真空寺有老僧曰,妄想之来,其几有三:或追忆数十年前荣辱恩仇,悲欢离合,及种种闲情,此是过去妄想也;或事到眼前,可以顺应,却乃畏首畏尾,三番四覆,犹豫不决,此是现在妄想也;或期望日后富贵荣华,皆如其愿,或期望功成名遂,告老归田,或期望子孙登荣,承继书香,与夫一切不可必得之事,此是未来妄想也。此近于儒者正心之学,不得以其禅家语而废之。三者妄想,忽然而兴,忽然而灭,禅家谓之幻心;能照见其妄,而渐断念头,禅家谓之觉心。故曰:不患念起,唯患觉迟。此心若同太虚,烦恼何处安脚?若未能拔去病根,随妄随觉,全不济事。(《养生三要·卫生精义》)

{帮您解读}

贾文宿说:真空寺有位老和尚曾说,妄想到来时,有三个方面的表征:有的总是回忆几十年前的荣辱恩仇、悲欢离合之事,以及各种各样的闲情杂感,这属于过去时的妄想;有的遇到了眼前要面对的事情,本来可以顺其自然去办,却是畏首畏尾,怕这怕那,患得患失,思前想后,犹豫不决,这是现在时的妄想;有的期望日后能够荣华富贵,一切都能如愿,或者期望功成名就,告老回乡,或者期望子孙能在科举考试中荣登榜首,继承书香门第,以及一切不可能必然成功的事情,这是对未来的妄想。这些论述已经近于儒家的正心之学了,不能因为出自佛家人之口所说的话而废弃了。上述三种妄想,忽然兴起,忽然消失,佛家把它叫做幻心。能够清清楚楚地观察明白其妄想的念头,并斩断其妄念,佛家称之为觉心。所以说不怕妄念兴起,就怕觉悟得太晚了。如果内心能像太空一样虚静,烦恼又从何处安脚呢?倘若不能及时消除病根,即使能做到随时产生妄念而随时有所觉悟,也不可能全面解决问题。

{专家点评}

本篇题为"除妄",就是要消除各种妄想。所谓妄想是指不切实际的想法。本篇通过贾文宿对真空寺老僧所论妄想的转述，指出妄想会带来各种烦恼，非常有害。分析妄想有三个来源，一是对过去荣辱恩仇的回忆，容易产生悔恨愤怒等情绪；二是对现在的事畏首畏尾，患得患失，犹豫疑惑不已；三是对自己与子孙的未来抱过高的希望，又怕达不到目标，因而很苦闷。这些妄想都很有害，尤其对老年人的身心健康危害极大，当以尽快尽早消除为妙。

那么该怎样及时消除老年人的妄想和烦恼呢？由于老人离退休以后，社会活动和互相交往全都大为减少，因而最易产生失落感、自卑感和寂寞感。现今空巢家庭很多，即使与子孙住在一起，在儿孙上班上学之后，其忧郁情绪均难以排解。此时若能与二三知己朋友聚会交谈，海阔天空地侃上一番，这对消除各种妄想和烦恼大有好处，老人的精神状态可以大为改观。

现今在心理学上有一种疗法叫"话疗"，此法颇能健脑益神。老人交谈时内容不限，心态放松，上自天文地理，下至家长里短；大至国家政治与社会新闻,小至柴米油盐与个人琐事,均可成为交谈内容。从中可以开阔眼界,增长见闻和新的知识,了解新的信息,交流生活中的保健常识,并可排遣寂寞。老人有空闲时,就可到左邻右舍或老朋友家坐坐,侃谈家国之事,倾诉肺腑之言,能把忧愁苦闷抛至九霄云外。这样一来,可使生活变得丰富多彩,对于调节情绪,开阔胸怀,增强机体免疫力来说,都是大有裨益的。

(十三)恃强则易戕生

⁀名著选录⁀

薛敬轩曰:人素羸脊,乃能兢兢业业,凡酒色伤生之事,皆不敢为,则其寿固可延永矣。如素强壮,乃恃其强壮,恣意伤生之事,则其祸可立待也。此岂非命虽在天,而制命在己欤?(《养生三要·卫生精义》)

⁀帮您解读⁀

薛敬轩说:一个人素来很瘦弱,就能兢兢业业(小心谨慎)地生活,凡醉酒贪色之类伤害生命健康之事,皆不敢去做,那么,他的寿命固然可以延得长久了。如果素来很强壮,便依仗自己很强壮,任意放纵去做伤害生命之事,那么其祸害就会立即来临了。这难道不是寿命虽说由上天决定,而控制寿命长短的机窍却掌握在自己的手中吗?

{专家点评}

袁开昌在此摘录了养生家薛敬轩(其具体生平不详)的一段论述,文字虽然简短,意味却深长。人们在日常生活中,往往可见到这样的现象:有的人素来身体强壮,结果却一病呜呼,英年早逝;有的人一贯体弱多病,最终竟然能获享高寿。这是为什么呢?究其原因,素体强壮者,每每因自恃其刚强而任意放纵嗜欲,从来不讲究摄生保养,结果走向反面,最终自食其早丧的苦果。与之相反,长期体弱多病者处处小心谨慎,高度重视养生保健,终于能够却病延年。

出生于 1905 年 6 月家住北京的张明珠老太太,现已年满 108 岁。她并非始终都很健康。72 岁时做了阑尾切除术;88 岁时患肠癌,一共做了 3 次大手术,切除了全部结肠。直到第3次做手术时,她才知道自己得的是癌症。但她并未被癌症吓倒,而是乐观地予以面对,并且满不在乎地说:"癌症癌症,就是不死之症,我要跟癌症做斗争。"由于她积极配合医生治疗,时时刻刻注意养护,终于使病体得以康复。有人向她请教长寿秘诀,便回答说:"饮食有度,睡眠要足,多晒太阳,多做运动。"老人之所以长寿,一是性格温和,不生气;二是饮食有节制;三是起居有规律;四是坚持每天走路和晒晒太阳;五是睡眠特别充足,每天早上睡到自然醒,起床做些活动和看一会儿电视后,再睡1个多小时,午饭后还要睡大约3个小时。如此充足的睡眠,保证了她有足够的精力,皮肤光滑润泽,富有弹性。这一切都显示,这位高龄老人的精、气、神都是很不错的,还有较充沛的生命力。

(十四)忍精成疾

﹛名著选录﹜

行房忍精不泄,阻于中途,每致成疾,如内而淋

浊,外而便毒等症。病者不自知其由,医者鲜能察其故,用药失宜,因而殒命者多矣,可不慎欤!(《养生三要·卫生精义》)

{帮您解读}

性交时忍住精子不射,将精液阻止在中途,每每导致生病。如内生淋病精浊之症,外生便毒(杨梅疮)等症。患者自己不知道病因,医生也很难诊察其中的真情实故,用药失当,因此而丧失生命的人较多,哪里可以不慎重呢!

{专家点评}

古代房中著作有提倡交而不泻之说。袁开昌在此摘录了清代医家陆以湉在《冷庐医话》中的一段论述,说明忍精不射会带来种种疾病,十分有害。此说无疑是正确的。其实忍精不射非但会带来疾病,更主要的是得不到性快感,会严重降低性生活的质量,从而使房事起不到应有的养生保健作用。

据美国的最新研究发现,性爱高潮的美妙感觉能产生一系列化学物质,让人时刻回味美妙的一刻,保持好心情;短短的性高潮,带给人的快乐可以持续十几天。研究者对 236 名 20~65 岁的受试者进行了长达半年的跟踪调查,记录了这些人的性生活频率、性爱感受和情绪状况。结果显示,对性爱不满意的人,其负面情绪更多。而性生活质量高、常有高潮的人,会变得更加积极乐观。研究表明,人体内的化学物质会对人的性行为、情绪和认知能力产生潜移默化的影响。和谐的性生活让人体产生多巴胺,这种激素带来的愉悦感最多,且可以维持两周。在这段时间里,人们会满足于上一次性爱带来的快感,内心会充满幸福和甜蜜的感受。与此同时,还会变得渴求亲密,也将对除了伴侣之外的异性更加排斥(可大大减少婚外情)。研究还发现,那些在性爱方面长期得不到满足的人,体内的多巴胺会下降,容易变得脾气暴躁与郁郁寡欢。

由此可知,要想讲究房事养生就必须有性高潮,而忍精不射等类妨碍性高潮的做法,是根本不可取的。

(十五)寡欲多男

｛名著选录｝

人唯精神耗散,情不专一,且不知樽节,时相侵犯,故往往不能成胎。若能戒淫,则阴鸷既大,元气复充,必然得子。又能清秀无毒,易于长成。谚所谓寡欲多男子,洵不诬也。夫娶妻本为生子,人顾徒思淫欲,岂知姬妾满房,莫延宗嗣;寡妻是守,多获佳儿。苟知嗣续为重,尚期慎尔邪淫。(《养生三要·卫生精义》)

｛帮您解读｝

人只因精神耗散,情欲很不专一,而且不知道节制,时时以房欲相侵犯,所以往往不能结成胎儿。倘若能够戒除淫心,那么阴德既可增大,元气复又充实,必定能够得到子嗣。又由于胎儿清秀无毒,所以容易长大成人。谚语常说寡欲之人可多生儿子,确实不是欺假之言。娶妻本来是为了生孩子,但人们只想到要满足淫欲,哪里知道即使妻妾美女满房,却不能传宗接代地延续后嗣;倒是只守着一个妻子,大多能生育优良的孩子。倘若懂得生育后代的重要,希望你能谨慎地对待放纵情欲之事。

⊰专家点评⊱

袁开昌在此转录了清代医家史典所撰《愿体医话良方》中的一段话,认为放纵情欲极其不利于生育子嗣后代。只有节制性欲,真正做到寡欲,这才有利于胎孕,也才有利于优生优育。此说无疑比较正确,因而是很可取的。

(十六)精薄不孕

⊰名著选录⊱

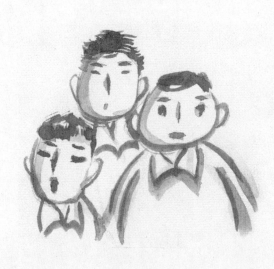

世人无不急于生子。要知生子之道,精气交媾,镕液成胎。故少欲之人恒多子,且易育,气固而精凝也。多欲之人常艰子,且易夭,气泄而精薄也。譬之酿酒然,斗米下斗水则酸酵,且耐久,其质全也。斗米倍下水则淡,三倍四倍,则酒非酒,水非水矣,其真元少也。

今人夜夜淫纵,精气妄泄,邪火上升,真阴愈惫,安能成胎?即侥幸生子,又安能必其有成?所以年少生子者,咸多羸弱,欲勤而精薄也;老年生子者,反见强盛,欲少而精全也。

且凡嗜于饮者,酒乱其性,精半非真,无非温热。勤于欲者,孕后不节,盗泄母阴,耗其胎气,所谓恣纵败坏者,殆以是欤!(《养生三要·卫生精义》)

{帮您解读}

世上的人急于想生育孩子。要知道生子的规律是,男女精气互相交媾,融合精液才能形成胚胎。所以性生活少的人孩子就多,而且容易养大。这是由于元气固附而精液凝聚的缘故。性生活频繁的人常常很难生子,且容易夭折,这是由于元气外泄而精液淡薄的缘故。好比酿造酒一般,一斗米加一斗水酿造的酒就酽厚,而且耐久,其质量能得到全面保证之故。假若一斗米加两斗水,酒味就会变淡,加三倍四倍的水,就会出现酒不像酒,水不像水的状态了,那是因为缺少真元之气的缘故。

现今有的人每夜都放纵性生活,精气胡乱泄出,淫邪的欲火上升,真阳之气愈加疲惫,哪里能够成胎呢?即使侥幸地生下了孩子,又哪敢希望他必定能够长大成人呢?所以年轻人过早生下的孩子,总是大多瘦弱,这是由于性生活过于频繁而精液太稀薄所造成的;老年人生的孩子,反而显得比较强壮,这是由于性生活稀少而精液比较完备所致。

况且一些喜欢饮酒的人,其性功能被酒精扰乱,精子多半很不正常,无非为湿热之所聚。勤于过性生活的人,待女方怀孕后仍不肯节制房事,强行盗泄孕妇的阴液,耗散其胎气,所谓纵欲而招致坏胎乃至流产的恶果,大概就是这样造成的。

{专家点评}

袁开昌在此摘录了《畜德录》(作者不详)的几段论述,集中说明两点:一是房事过于频繁,任意放纵情欲,由于泄精过度而造成精液稀薄,精子质量低劣,因而很不利于胎孕和生育;即使偶尔得子,也难以抚养成人。二是醉酒入房,性功能被酒精扰乱而受到损伤,势必严重影响胎孕子嗣和优生优育。有鉴于此,房事必须有所节制,并且应当严禁醉酒入房。本篇又指出:"年少生子者,咸多羸弱,欲勤而精薄也。"由于古代盛行早婚早育,十七八岁的青少年男女便结为夫妻,更加容易放纵情欲,既危害自身健康,又很不利于胎孕子嗣。这就表明,无论从夫妻双方的健康来考虑,还是从生育健壮的子嗣后代来考虑,都应当反对早婚早育,大力提倡晚婚晚育,还必须高度注重节制情欲。

(十七)知此则生子个个皆存

﹛名著选录﹜

古者妇人怀孕,即居侧室,与夫异寝,以淫欲最为当禁。盖胎在胞中,全赖气血育养,静则神藏。若情欲一动,火扰于中,血气沸腾。三月以前犯之,则易动胎小产;三月以后犯之,一则胞衣太厚而难产;一则胎元漏泄,子多肥白而不寿。且不观诸物乎?人与物均裹血气以生,然人之生子,不能胎胎顺,个个存;而牛马犬豕,胎胎俱易,个个无损。何也?盖牛马犬豕,一受胎后,则牝牡绝不相交;而人受孕,不能禁绝,矧有纵而无度者乎?(《养生三要·卫生精义》)

{帮您解读}

古代妇女怀孕以后,就另外在旁边找房间居住,与丈夫分别寝卧,认为最应当禁止的是淫欲。因为胎儿在子宫中,完全依靠气血来养育成长,只有安静神气才能保藏。假若因性欲而冲动,欲火扰乱于内,血气就会沸腾起来。怀孕三个月之内犯禁纵欲,就会动摇胎气甚至造成流产;怀孕三个月之后犯禁纵欲,一方面造成胞衣太厚而难产,另一方面导致胎中元气漏泄,所生孩子大多肥白而不长寿。况且不曾观察过其他动物吗?人和动物都是靠裹着气血来生长的,然而人在生孩子的时候,不能每一胎分娩都很顺畅,婴儿也不可能个个都存活;而牛马狗猪,每一胎生产都很顺利,个个都没有损伤。为什么会这样呢?因为牛马狗猪,一旦受孕之后,雌雄绝对不会再进行交配;而人在受孕之后,却不能禁绝房事,何况还有一些人在继续纵欲不止呢?

{专家点评}

袁开昌在此摘录了清代儿科医家陈飞霞《幼幼集成》中的一段论述,很值得人们关注和重视。陈氏认为,妇女怀孕以后,其丈夫更要节制性欲,在一定时期内必须严禁房事。妇女怀孕的前3个月内,若其丈夫仍然放纵情欲,很可能造成流产;怀孕3个月之后如果纵欲,同样会给胎儿造成损伤,甚或导致其他种种疾病。这些都很值得人们引以为戒。本篇又列举动物怀孕后绝对不再交配为例,同样可以带来有益的启示。

(十八)问子

{名著选录}

建平王妃姬等皆丽而无子,择良家未笄女入御,又无子。问曰:"求男有道乎?"澄对之曰:"合男女必当其年。男虽十六而精通,必三十而娶;女虽十四而天癸至,必二十而嫁。皆欲阴阳气完实而后交合,则交而孕,孕而育,育而为子坚壮强寿。今未笄之女,天癸始至,已近男色,阴气蚤泄,未完而伤,未实而动,是以交而不孕,孕而不育,育而子脆不寿,此王之所以无子也。然妇人有所产皆女者,有所产皆男者,大王诚能访求多男妇人,谋置官府,有男之道也。"王曰:善。未再期,生六男。夫老阳遇少阴,老阴遇少阳,亦有子之道也。(以上论述出自于《褚氏遗书》)

昌按:褚彦道先生谓合男女必当其年,此当字,宜谛著。今人未冠而娶。未笄而嫁,伤其未完,动其未实,失当极矣。故有艰于孕育者,有促其天年者,知此而引为大戒,何患不益寿毓麟哉?至访求多男妇人,谋置官府,为有男之道之说,非常人所应为,不可为法。(《养生三要·卫生精义》)

⌇帮您解读⌇

建平王(指南朝刘宋时的宗室刘景素)的妃子和姬妾,都很美丽而没有生子,选娶良家未成年的少女为妾又不生子。他询问道:"求生男孩有方法吗?"医官褚澄回答说:"男女交合必须年龄恰当。男子虽然十六岁时精路通了,必定等到三十岁时才能娶妻;女子虽然十四岁时月经开始来潮,必定要等到二十岁才能出嫁。都要等到阴气(指性功能)很充实时方可交合,一旦交合即可怀孕,一旦怀孕便可生子,其所生孩子坚强壮实而又长寿。现今娶的是未成年的少女,初次来月经即与男子交合,阴气过早地外泄,没有发育完全即受到损伤,身体尚未壮实就被扰动,因此交合以后不能怀孕,偶尔怀孕了也不能生育,即使生育了孩子也会因其脆弱而寿命很短,这就是王爷没有儿子的缘故。然而妇女有的全生女孩,有的全生男孩,大王若能真正访求到多生男孩的妇女,将其安置在王府之内,就是求生男孩的一个好方法。"建平王说:很好。没有经过两年,便生下六个男孩。大概老男人遇上年轻妇女,老女人遇上年轻男人,也都是能够生育孩子的。(本篇原文出自《褚氏遗书》)

　　袁开昌按:褚彦道(即褚澄)先生说男女交合,必须年龄恰当,这个"当"字值得仔细琢磨体会。现今的男子尚未至冠年即不到二十岁就娶妻，女人尚未至笄年即不满十五岁就出嫁，损伤其尚未发育完全的身体，扰动其尚未生长壮实的体魄，是极其不适当的。所以有的难于怀孕和生育，有的会缩短其寿命，懂得这一点就应当大力加以禁戒，又何必忧虑不能益寿和正常生育呢？至于访求多生男孩的女子，谋划安置在官府之中，认为这样就可多生男孩的方法，不是一般人所能做得到的，也不值得效法。

〔专家点评〕

《褚氏遗书》是南齐时期一部医学名著。作者褚澄，字彦道，乃南北朝时期医学家，约生于公元5世纪。他认为早婚多欲不利于生育，而晚婚节欲有利于生育，这在《褚氏遗书·问子》中得到了充分的反映。袁开昌在此抄录了《问子》篇的论述，并且加了按语。至今读来，仍可得到不少有益的启示。为了充分理解本篇的内容，下面再酌加一些解说。

大凡古代女子从15岁开始讲究梳理发型，要插上发笄即簪子，故称15岁的少女为"及笄"或"

筓年"。所谓天癸，本意为天生的水液，常用来指代男子的精液和女子的月经，在此则专指女子的月经。建平王刘景素是南朝刘宋王朝的宗室，凭着他的高贵地位，专门娶"未筓者"即娶未成年的少女为妾，以为这样可以多得子嗣。其结果却相反，姬妾虽多，但不能成孕，无法解决子嗣问题。他向褚澄询问求子之道，褚澄回答说，男女婚配与房事生活不可太早，古代提倡男子30岁娶妻，女子20岁出嫁，这是很有道理的。由于所娶姬妾尚未成年，其性器官没有发育成熟，性功能尚不健全，此时若过早地交合，她们的肾气必定受到损伤，所以行房之后不能成孕，即使偶然孕育成子，也容易过早地夭折。倘能娶健康的成年女子为妾，房事又能有所节制，问题就不难解决了。刘景素听了褚澄的劝告之后，便改娶健康的成年女子为妾，房事频率亦有所降低，不久之后果然生下了六个儿子，子嗣问题也就迎刃而解了。

《褚氏遗书·问子》的这段论述，颇为历代医家所重视，并且竞相引述。例如南宋陈自明的《妇人大全良方》，明代薛己的《薛氏医案》，明代张介宾的《景岳全书》，均作了全文引述。清人程永培在《褚氏遗书·跋》中指出："世人欲子而娶破瓜女，则将逞其淫佚之志，未尝以求嗣为念也。"可说对该书所论作了画龙点睛的点评。所谓"破瓜女"，并非指民间称为"破鞋"的那种乱搞两性关系的妇女，而是指未成年的少女。古人认为"瓜"字可以分解成为两个"八"字，二八得十六，故常以"破瓜"来指代16岁的少女。古诗词中多有此种用法，如晋代孙绰《情人歌》云："碧玉破瓜时，郎为情颠倒。"宋代陆游《无题》诗又说："碧玉当年未破瓜，学成歌舞入侯家。"不仅汉语中有"破瓜"一词，而且在日语中也有"破瓜"与"破瓜期"等词。意义与汉语完全相同，也是指16岁左右的少女。程永培赞赏《褚氏遗书》中的晚婚节欲之说，反对娶"破瓜女"为妾，也同样是十分可取的。

在此还应指出，《褚氏遗书·问子》又曾说："访求多男妇人，谋置宫府，有男之道也。"因囿于当时的科学水平,不可能认识胎儿性别形成的关键之所在,故此说是错误的。现今知道,胎儿的性别是在精卵结合时由男性精子的染色体结构来决定的。男子精细胞有23对染色体,其中22对为普通染色体,有1对为性染色体;若性染色体为xy则成男胎,若性染色体为xx则成女胎。由此可知,生男生女,完全由男性的精子结构来决定,与女性的卵子毫不相干。在此再顺便说一句,有的丈夫不在自己身上找原因,却一味责怪妻子只会生女孩,甚至提出要离婚,那是完全错误的。

二 病家须知

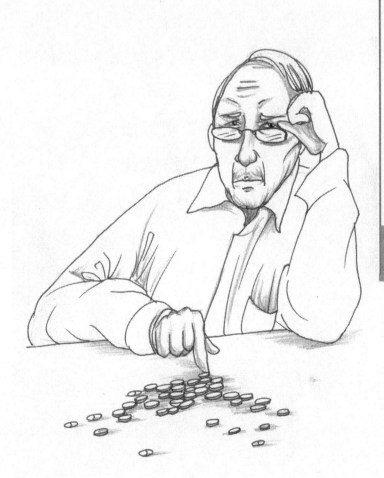

(一)存退步心能却病

{名著选录}

人当卧病,务须常存退步心。心能退步,则方寸之间,可使天宽地旷。世情俗味,必不致过恋于心,纵有病焉,可计日而起矣。不则今日当归、芍药,明日甘草、人参,是以江河填漏卮,虽多无益也。

先儒有言,予卧病时,常于胸前多书死字,每书数过,顿觉心寂然不动,万念俱灰,四大皆非我有,又何病之足虑哉?虽然,此唯可与达者言也。(《养生三要·病家须知》)

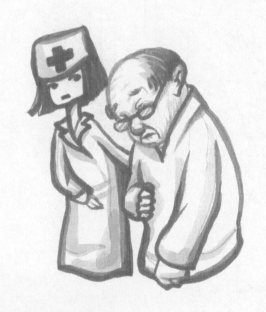

{帮您解读}

人在病卧之时,务必经常保持一种退一步着想的心情。心中有了退一步的想法,内心就很平和,可使人感觉到天地非常宽广。人间那些世俗情味,必定不会过度迷恋于心上，纵然有疾病，也是预计时日可以痊愈的。不然的话，今天服当归、芍药等药，明天又吃甘草、人参等药，等于取江河之水放置在漏水的杯子里，再多也是没有益处的。

先圣儒家留下名言，每当卧床生病之时，经常在胸前多书写几个"死"字，每次书写几遍，顿时感到内心寂然安静不动，万种思念全都化为土灰，整个身体都不像是我的，哪里还会忧虑什么疾病呢？

{专家点评}

袁开昌在此摘录了《言医》即《裴子言医》中的一段论述。作者裴一中，系明代医学家，有《裴子言医》4卷传世。本篇专论患者对待疾病应当抱什么样的心态才比较合适。认为绝不可因疾病而背上沉重的思想包袱，倘若思想负担过重，疾病必定更为加深；与之相反，只有退一步着想，看破红尘，大不了是一个"死"字，没有什么了不起的，什么也不多想，放宽心情，泰然处之，从容面对。倘能如此，反而有利于疾病的痊愈和病体的康复，甚至有利于延年益寿。本篇文字虽然简短，却对人很有启发。

有些老年患者总是忧心忡忡，充满疑虑，一是怕疾病治不好，二是怕寿命不长久。其实只要能退一步着想，心中无挂碍，自然"可使天宽地旷"，如杜甫诗句所说："眼边无俗物，多病也身轻。"其实有病不要紧，要紧的是能否从容面对，端正心态。白居易诗句说得好："贫坚志士节，病长高人情。"只要有与疾病作斗争的决心和信心，不但疾病可以治愈，而且带病也能长寿。下面聊举数例以明之。

世界著名石油石化专家、我国炼油科技奠基人侯祥麟院士，是一位身患多种疾病的老人。他坚持与病魔作斗争，不背包袱，耄耋之年还天天上班，活跃在石油石化第一线，在忙碌中欢度晚年，享年97岁。学界泰斗季羡林先生"文革"时就多病缠身，自称"四半老人"——半聋、半瞎、半瘸、半拐。但他心态好，毕生潜心于学问与写作，自言"脑子越来越锋利"，终享98岁之高寿。出生于1893年的孙越崎先生，是我国著名的采矿实业家和现代能源工业奠基人之一。他在 56 岁时便发现得了较为严重的糖尿病，但他相信科学，不背思想包袱，而是心安理得，决意长期与疾病做斗争。一方面恪遵医嘱，积极配合医生进行治疗；另一方面严格控制饮食，经常参加各种体育运动。由于他心态良好，治疗得当，生活方式及时做了合适的调整，因而病情始终控制得很好，真正做到了身心俱健。孙老于 1995 年辞世，竟然获得了享年 103 岁的高寿，可说成了"带病长寿"的典范。

无论疾病防治，还是摄生保养，均必须以良好的心态作为前提条件。否则即使药物质量再高，摄入的营养成分再丰富，也全都是白搭。"此唯可与达者言也"，广大中老年朋友都应当懂得这个道理。

(二)不药之药

{名著选录}

有有病素不服药者，不为无见。但须得知病从何来，当从何去，便是药饵。如饥则食，食即药也；不饥则不食，不食即药也；渴则饮，饮即药也；不渴则不饮,不饮即药也。恶风知伤风,避风便是药;恶酒知伤酒,戒酒便是药。逸可以治劳,静可以治躁,处阴以却暑,就燠以避寒。衰于精者寡以欲,耗于气者守以默,怯于神者绝以思。无非对病药也,人唯不自知耳。(《养生三要·病家须知》)

帮您解读

有的疾病患者素来不服药,不能认为没有见识。但必须懂得疾病是从哪里来的,该从什么地方着手消除它,这便是药物。比如饥饿了就吃食物,食物就是药物;不饥饿就不吃东西,不吃东西便是药物;口中干渴便要饮水,饮水就是药物;不口渴就不饮水,不饮水便是药物。有恶风的症状便是伤风,避开风邪就是药物;厌恶酒味就知道是伤于酒,戒除饮酒便是药物。休闲可以治疗劳累,安静可以治疗烦躁,处在阴凉的地方可以消退暑热,靠近温暖处所可以战胜寒冷。肾精衰弱的人用寡欲来应对,元气耗散的用沉默不语来守护,神情怯懦的人断绝思虑。这些针对疾病的措施就是药物,只不过人们自已没有意识到罢了。

{专家点评}

袁开昌在此再次摘录了《裴子言医》中的一段论述，极言有病不一定要服药，更不可乱服药物。关键在于准确找出病因，掌握疾病的来龙去脉，然后有的放矢地对症施治。许多疾病是由于不良的嗜好或生活方式引起的，只有及时改错，即抛弃不良嗜好和改变不良生活方式，才有可能消除疾病。如篇中所说："恶酒知伤酒，戒酒便是药。逸可以治劳，静可以治躁……衰于精者寡以欲"，这些都是对症治病的好方法。否则恶习不改，不良嗜好不除，再多服药物也是枉然。裴氏治病十分重视脾胃，强调药物治疗必须与摄生颐养紧密地结合起来，委实很有见地，也是十分可取的。

(三)病者不可以身试医

{名著选录}

苏东坡曰：脉难明，古今所病也。至虚有盛候，而大实有羸状，差之毫厘，疑似之间，便有生死祸福之异,此古今所病也。病不可不谒医,而医之明脉者,天下盖一二数。骐骥不时有,天下未尝徒行;和扁不出世,病者终不徒死,亦用其长而护其短耳!

士人多秘所患以求诊,以验医之能否。医不可以人试药,如何病者乃以身试医耶?使索病于冥漠之中,辨虚实寒热于疑似之间。医不幸而失,终不肯自谓失也,则巧饰遂非,以全其名,至于不救,则曰是固难治也。此世之通患而莫能悟者。

吾生平求医,盖以平时默验其工拙。至于有病而求疗,以尽告其所患而求诊,使医了然知患之所生也。故虽中医,治吾病常愈。吾求疾愈而已,岂以困医为事哉?(《养生三要·病家须知》)

帮您解读

北宋著名文学家苏东坡说:脉象很难诊察明白,古今都感到很棘手的。极度虚损的病却有脉象盛大的症候,脉象大实却有羸弱的症状,相差不过毫厘之微,相似之中又有疑义,便有生死祸福的巨大差异。这是古今都感到很伤脑筋的。有病不可不请医生诊治,而医生中很明白脉象脉理的,天下大概只有百分之一二而已。骐骥一类的千里马不是经常有的,天下的人并非因此而全都徒步行走;扁鹊与医和之类的名医不出现,病人终究不会徒然死去,一般医生也能利用其长处而避开其短处呢!

人们大多喜欢隐蔽自己的病情而前往求诊,以此来验证医生的能力大小与水平高低。医生不可拿病人来试药,病人为什么要拿自己的身体来考验医生呢?使医生在渺渺茫茫之中去摸索,在虚实寒热之间去辨别疑与似,医生不幸造成误治,终究不肯承认是自己的过失,就会花言巧语地文过饰非,以求保全其名声;至于病人垂危乃至死亡,就说这个病本来是很难救治的。这是世上共同的弊病,而人们没有谁能领悟到这一点。

我素来求医诊病,大概依据平时默默地考察其医术之优劣来作决定。到了生病请求治疗时,将全部告知其病情再求诊治,使医生清清楚楚地了解生病的原因和经过。至于虚实寒热等各种症状,一按手指诊脉就能辨识明白,不会被迷惑。所以即使是中等水平的医生,治我的病常常能够痊愈。我只希求将病治好,哪能把难住医生当作自己的事务呢?

⑤专家点评⑤

袁开昌在此抄录了北宋文学家苏轼关于求医治病的一篇论述,其中也掺入了袁氏本人的见解。苏轼认为,医术很难精通,脉理脉象也很难准确掌握,即使依据望、闻、问、切四诊加以参合,尚且还有差失,如果单纯依靠摸脉来诊断病情,更是无法避免误诊。苏轼在此介绍了自己求医治病的切身体会,认为患者求治,一定要将病因病情与患病经过全部告知医生,绝不可隐瞒病情,只让医生摸脉来验其水平高低优劣。如果那样做,就会给医生诊病造成极大的困难,甚或导致误治。一旦出了问题,医生必定文过饰非,就算名声受到一定影响也无所谓,而最终吃亏的是病人自己。用自己的身体去测试医生技术水平的高低,绝非明智之举,只会搬起石头砸自己的脚,是根本不可取的。

(四)慎择良医

{名著选录}

疾病为生死相关,一或有误,追悔莫及。故延医治病,乃以性命相托也,何可不加意慎择?如无的确可信之人,宁可不服药以待命。

乃世人独忽于此,唯以耳为目,不考其实学何如,治效何若,闻人称说,即延请施治。甚而日重一日,唯咎已病之难痊,不咎医者之贻误,服药无效,毫不转念。孰知药果中病,即不能速愈,必无不见效之理,不但服后奏功,当服时已有可征者。如热病服凉药,寒病服热药之类,闻其气已馨香可爱,入于口即和顺安适。如不中病之药,则闻其气必厌恶,入于肠必懊憹。

《内经》云:临病人问所便。此真诀也。今人则信任一人,即至死不悔,其故莫解。想必冥冥之中有定数也。又有与此相反者,偶听人言,即求一试,药未尽剂,又易一医,或一日而易数人。各自立说,茫无主张。此时即有高明之人,岂能违众力争以遭谤忌?

亦唯随人唯诺而已。

要知病之传变，各有定期；方之更换，各有次第；药石乱投，终归不治，二者事异而害同。唯能不务虚名，专求实效，审察精详，见机明决，庶几不以性命为儿戏矣。(《养生三要·病家须知》)

｝帮您解读｛

疾病与人的生死密切相关，一旦有所失误，就会追悔不及。所以延请医生治病，乃将性命托付给了人家，哪里可以不慎重地加以选择呢？倘若没有确实值得信任的人，宁可不服药而等待适合的治疗时机。

然而世上的人唯独忽视这一点，只把耳朵当眼睛，不考察医生的实际学识如何，治病的效果怎样，听到别人称赞某某医生，立即就去请来实施诊治。甚至疾病越治越一天天地加重，只责怪自己的疾病太深而难以治愈，不责怪医生延误治疗；服药没有效果，也不转变自己的观念。谁知药物果然很对症，即使不能迅速治愈，也必定没有不见效的道理，不但服药后能显示功效,而且当服药之时即有征兆出现。例如热病服凉性药,寒病服热性药之类,闻到药的气味已有馨香可爱之感,进入口中便感到和顺安适。倘若药不对症,闻到药的气味必定产生厌恶之感,进入胃肠以后更是感到难受和很不舒适。

《内经》(在此实指《灵枢》)说:面对病人要询问他最感方便和合适的是什么。这一点真是治病的要诀。现今有的人信任某个医生,即使直到死也不会反悔,其中的缘故令人无法理解。料想必定是在神秘的境界之中,有早已注定了的命运。又有一些人与此完全相反,偶然听到别人说某医生不错,即要求试诊,开处的药剂尚未服完,又另外换个医生,甚或一天之内换好几个医生。医生各自有不同说法,都是茫然而没有主见。此时即使有高明的医生,哪能违背多数人的看法公然独自站出来据理力争,因而遭到他人的诽谤和妒忌呢?也只好唯唯诺诺地随大流而已。

要知道疾病的传变,各自有一定的期限;药方的更换,也各有一定的顺序。如果乱投药物,终究不能将病治愈,药与病二者事虽不同而祸害却相同。只有不追求虚名,专门讲究实效,审察疾病精确详细,见解机智而决断明确,这才大致算得上不是把生命视为儿戏的人了。

专家点评

袁开昌在此抄录了清代名医徐灵胎的一篇论述,出自《慎疾刍言》一书,原题为《延医》。徐灵胎(1693—1771),原名大椿,曾名大业,晚号洄溪老人,江苏吴江(今属苏州市)人。他学识渊博,医理精深,医术精湛,是清代一位有多方面成就的国医大师。不论在学术上还是临床治病方面,均有不少精辟独到的见解。平生

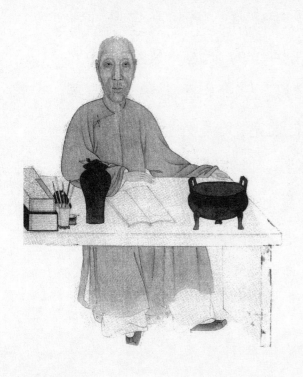

撰有医学著作八本,现已编成《徐灵胎医学全书》出版。本篇着重指出,患者选择医生一定要慎重,特别应当注意以下几点:一是对医生应有实际的考察和了解,不能轻信别人对某医生的吹捧和称赞就立即前往求治,那样很容易受骗上当;二是经某医生多次诊治服药无效,亦不可固守某一家,该当更换医生或更换药方,就应及时更换医生或更换药方;三是医生与药方亦不可频频更换,要防止出现多个医生"各自立说,茫无主张"的弊端;也要防止发生"朝易一方,晚易一剂"的现象。用医用药不专,同样难以发挥治疗效果。

古代是请医生上门到患者家里看病的,本篇专论该请什么样的医生来家治病的问题。我们现今除了个别特殊情况之外,一般都是患者前往医院分科挂号就诊,此外有私人诊所或药店坐堂医生给人看病。先说挂号就诊,现有所谓专家门诊或高级专家门诊,挂号费数十元、数百元乃至上千元不等。有的患者患的是多发病或常见病,却动不动就去专家门诊或高级专家门诊挂号，专家接诊后不过几分钟或十几分钟就开处方让你走人，这究竟能解决多大问题呢？而患者却要付出许多排队挂号的时间和较大的经济代价。笔者本人前往医院就诊，凡一般疾病，从来不挂什么专家门诊号，更不挂高级专家门诊号。有的病专找三四十岁的中年医生看，他们有相当的治病经验，精力又充沛，看病较准确，一般治疗效果较好。有的病只找二三十岁的年轻医生看，如口腔科的拔牙镶牙之类。年轻人视力好，四肢灵活，眼明手快，往往能够取得令人满意的效果。

凡私人诊所和坐堂医生，在经过实际考察了解之后，确有较高医疗水平和丰富临床经验者，可以前往接受诊治。至于广告宣传及医托之类，即使吹得天花乱坠，哪怕是什么明清太医后代或家传十代八代行医者，也绝不可轻信，要防止受骗上当。轻信虚假宣传广告而弄得人财两空的事例时有发生，人们应当引以为戒。

(五)病家误

﹛名著选录﹜

天下之病,误于医家者固多,误于病家者尤多。医家而误,易良医可也;病家而误,其弊不可胜穷。有不问医之高下,即延以治病,其误一也。有以耳为目,闻人誉某医,即信为真,不考其实,其误二也。有平日相熟人,务取其便,又虑别延他人,觉情面有亏,而其人又叨任不辞,希图酬谢,古人所谓以性命当人情,其误三也。

有远方邪人,假称名医,高谈阔论,欺骗愚人,遂不复详察,信其欺妄,其误四也。有因至亲密友,或势位之人,荐引一人,情分难却,勉强延请,其误五也。更有病家戚友,偶阅医书,自以为医理颇通,每见立方,必妄生议论,私改药味,善则归已,过则归人;或各荐一医,互相毁誉,遂成党援;甚者各立门户,如不从己,反幸灾乐祸,以期必胜,不顾病者之死生,其误六也。

又或病势方转,未收全功,病者正疑见效太迟,忽而谗言蜂起,中道变更,又换他医,遂至危笃,反咎前人,其误七也。又有病变不常,朝当桂附,暮当芩黄;又有纯虚之体,其症反宜用硝黄;大实之人,反宜用参术;病家不知,以为怪癖,不从其说,反信庸医,其误八也。又有吝惜钱财,唯钱是取,况名医皆自作主张,不肯从我,反不若某某等和易近人,柔顺受商,酬议可略;扁鹊云:轻身重财不治,其误九也。

此犹其大端也。其中更有用参附则喜,用攻伐则惧;服参附而死,则委之命;服攻伐而死,则咎在医;使医者不敢对症用药。更有制药不如法,煎药不合度,服药非其时;或更饮食起居,寒暖劳逸,喜怒言语,不时不节,难以枚举。小病无害,若大病则有一不合,皆足以伤生。然则为病家者当如何?在谨择名医而信任之,如人君之用宰相,择贤相而专任之,其理一也。

然则择医之法何若?曰:必择其人品端方,心术纯正,又复询其学有根柢,术有渊源,历考所治,果能十全八九，而后延请施治。然医各有所长，或今所患非其所长，则又有误，必细听其所论，切中病情，和平正大，又用药必能命中，然后托之。所谓命中者，其立方之时，先论定此方所以然之故，服药之后，如何效验，或云必得几剂而后有效，其言无一不应，此所谓命中也。如此试医，思过半矣。若其人本无足取，而其说又怪癖不经，或游移恍惚，用药之后，与其言全不相应，则即当另觅名家，不得以性命轻试。此则择医之法也。（《养生三要·病家须知》）

{帮您解读}

天下的疾病，被医生误治的固然多，而为病家自己所耽误的尤其多。医家误治，换一个医生就可以了；病家自己所误，其弊端难以说完。有的不问医生水平高低，当即请来治病，这是失误之一。有的用耳朵代替眼睛，听到别人称赞某某医生，便信以为真，不考察其实际水平，这是失误之二。有的平日互相熟悉，只图取个方便，也考虑到请别人，又觉得情面上有亏欠，那个医生乐于施治而不推辞，希望得到酬谢,古人所说拿性命当作人情就是如此,这是失误之三。

有来自远方的邪人,假称是名医,高谈阔论,欺骗愚昧的人,却不去详细审察,而相信那些欺诈的言论,这是失误之四。有的因为是至亲好友,或者地位很高的人,他们出面推荐某某医生,碍于情面而难以推辞,只好勉强请来看病,这是失误之五。更有一些病家的亲戚朋友,偶然之间阅读一点医书,自以为对医理颇能通晓,每每看到医生开具处方,便狂妄地发出议论,私自改动药物,疗效好就归功于自己,一旦出了差错便归罪于医生。或者各自推荐了不同的医生,互相进行诋毁或吹捧,彼此结成帮派党羽;甚至各立门户,如不听从自己,反而幸灾乐祸,只图自己必胜,根本不顾病人的死活,这是失误之六。

又或病势刚刚有了转机,尚未收到完全的功效,病家正在怀疑见效太慢,忽然有人纷纷说出任意诽谤的谗言,中途发生变更,改请其他医生诊治,竟至病势垂危笃重,反而怪罪前面的医生,这是失误之七。亦有病情变化不常,早晨当服肉桂、附子,晚上宜服黄芩、黄连之类;又有纯虚的体质,其症状反而适合于服芒硝、大黄;还有大实体质的人,其症状反而适宜用人参、白术;病家不懂得,认为太怪癖,不愿听从医生之说,反而相信庸医的议论,这是误治之八。又有人吝惜钱财,只图能省钱,况且名医不肯顺从自己,反而不如某某等医生平易近人,柔顺而能接受商量,医疗酬金可以省略一些。扁鹊说:轻身重财的人不可治,这是失误之九。

这还不过是一些大概情况罢了。其中更有某些人用上人参、附子等温补药就喜欢,用攻伐之药就恐惧;吃人参、附子死了,便推诿说是命该如此;服攻伐之药而死,将会怪罪医生;致使医生不敢对症用药。尚有炮制药物不得法,煎煮药物不合规范,服药不准时;或者更有饮食起居无规律,寒暖劳逸失宜,喜怒言语任性,没有时限和节制,难以一一列举,小病姑且没有多大伤害,若是大病只要有一点不适合,都可能损伤生命。然则作为病家该怎样做呢?在于谨慎地选择名医而真正信任他,有如国君之任用宰相,选择贤人做宰相而专门信任他,其道理是一样的。

然则选择贤宰相的方法又是怎样的呢?回答说:必定选择人品端正大方,心术纯洁正直,再询问得知其学问有根底,医术有渊源,考察他历年所治疾病实况,果然能治好十分之八九,然后再延请他来家里实施治疗。然而医生治病各有所长,或者现今所患疾病并非其所擅长治疗的,就可能有失误,必定仔细地听听他对疾病的分析论证,确能切实打中病情,讲得和平正大,又用药必定很对症,这才能把病人托付给他。所谓很对症,就是医生开处方时,先论述为什么要开这个处方的缘故,服药之后,该出现怎样的反应或疗效,或者说一定要服几剂才能取效,其言论无一没有效应,这才叫做用药很对症。这样来试用医生,问题就解决一大半了。如果那个医生本来不足取,而其谈说又荒诞不经,或者治病态度摇摆不定，用药之后，与他所说的话全不相应，那就应当另外请著名医学专家治疗，绝不可随便用生命去试探医生。这就是选择医生的根本原则和方法。

{专家点评}

袁开昌在此抄录了清代医家徐灵胎对病家的一篇论述，出自《医学源流论》一书。原书篇名叫《病家论》，袁氏改为《病家误》，倒是比较贴切的。

本篇明确指出，治病的失误固然与医生的水平和态度密切相关，但也有不少失误却是病人自己造成的，患者应认真反省一番，好好总结其中的经验和教训。篇中从多侧面、多角度列举了病家多方面的失误，乃至造成贻误治疗的种种恶果；因而提醒病家注意，求医一定要选择人品端方、心地纯正、学有根底、术有渊源的良医，并要充分予以信任，密切地加以配合，才能收到及时治愈疾病的良效。千万不可相信庸医的花言巧语，也不要轻易相信他人对某医的吹捧和推荐，必须经过亲身作实际考察之后,才能决定是否求其诊治,以便防止受骗上当。

篇中特别提到,"有远方邪人,假称名医,高谈阔论,欺骗愚人",而有的患者向声背实,"不复详审,信其欺妄",结果以受骗上当吃大亏告终。此类事例至今仍然很有现实教育意义。当今社会同样有游医骗子,其骗术更有过之而无不及。试看不久之前出现过的那些自吹自擂的所谓"神医"、某某太医嫡传后代、"养生教父""养生大师"之类,他们口若悬河,到处招摇撞骗,致使不少人费钱损体而深受其害。这些都很值得人们汲取其教训而引以为戒。

篇中又说,有的患者不问自身病症的寒热虚实,一味迷信温补药,反对使用寒凉攻伐药,这是十分有害的。如说:"用参附则喜,用攻伐则惧;服参附而死,则委之命;服攻伐药而死,则咎在医,使医者不敢对症用药。"此类毛病不仅古人有,今人喜补恶攻者亦大有人在。有人不问自身体质实况,只要听说是补药就乐意服用。殊不知道,药不对症,不符合自身体质的实际需要,即使是人参之类的大补药,滥服也会置人于死命的。

本篇还指出，患者必须采取综合性的有效措施，治病才能取得较好的疗效，并非仅仅服药就能解决问题的。如说："更有制药不如法，煎药不合度，服药非其时；或更饮食起居，寒暖劳逸，喜怒言语，不时不节……若大病则有一不合，皆足以伤生。"一句话，药物质量要有保证，煎药服药必须得法，凡不良的生活方式或不良的情志，均必须及时做出适当的调整和改变。只有这样，疾病才能治愈，病体才能得到康复，否则势必迁延日久而无法解决问题。

(六)煎药宜用瓦罐

｛名著选录｝

凡煎药，并忌铜铁器，宜用银器、瓦罐。洗净封固，令小心者看守，须识火候，不可太过不及。火用木炭、芦苇为佳。其水须新汲味甘者，流水、井水、沸汤等，各依方。(《养生三要·病家须知》)

｛帮您解读｝

凡属煎煮汤药，全都忌用铜器和铁器，适宜使用银器、瓦罐之类。洗净后封闭好,让小心谨慎的人看守着,必须识别火候,既不可煎煮太过,也不可不及。煎药的火用木炭或芦苇较好。煎药的水必须是刚汲取的甘味新水,流水、井水、烧沸的开水等均可,各依其方剂的要求来使用。

{专家点评}

袁开昌在此摘录了明代李时珍关于煎药的一段论述,出自《本草纲目》一书。其中谈到煎药用具,指出不宜使用铜器和铁器,而以银器和瓦罐为佳。事实上银器较贵重而又稀少,一般人办不到,唯有使用陶瓷瓦罐较为普遍。现今煎药,一般使用瓦罐、砂锅,搪瓷器具或铝制品亦可。忌用铁器或铜器,因为有的药物与铁、铜一起加热之后,会发生化学变化,或者降低溶解度,难免影响疗效。煎具的容量宜大些,以利于药汤在容器内沸腾翻滚;要盖好盖,避免因外溢而损耗药液。

关于煎药用水,李时珍提到新汲水、流水、井水、沸汤等。关键是用水清洁而未被污染。可用洁净的冷水,如自来水、井水、蒸馏水均可。根据药物的特征和疾病的性质,也有用酒煎或酒水合煎的。煎药用的火,过去多用木炭、木柴、芦苇之类,火候靠人工掌握;现今大多用煤炭、天然气、电、蒸汽等煎煮,尤其要注意控制和掌握好火候,既不可不及,更不可太过。否则都会对汤药的质量产生直接的影响,甚或降低疗效,这是煎药的操作者所必须慎重加以对待的。

(七)煎药之法不同

{名著选录}

煎药之法各殊:有先煎主药一味,后入余药者;有先煎众味,后煎一味者;有用一味煎汤以煎药者;有先分煎,后并煎者;有宜多煎者(补药皆然);有宜少煎者(散药皆然);有宜水多者;有宜水少者;有不煎而泡渍者;有煎而露一宿者;有宜用猛火者;有宜用缓火者。各有妙义,不可移易。

今则不论何药,唯知猛火多煎,将芳香之气散尽,但存浓厚之质。如煎烧酒者,将糟久煮,则酒气

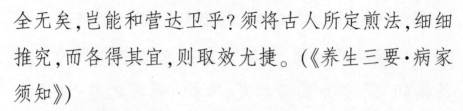

全无矣,岂能和营达卫乎?须将古人所定煎法,细细推究,而各得其宜,则取效尤捷。(《养生三要·病家须知》)

⟩帮您解读⟨

煎药的方法各不相同:有的先煎一味主药,然后再加入其他药;有的先煎多味药物,然后再煎某一味药;有的用一味药煎汤,取汤再煎其他药物;有的先分开煎,而后合并起来煎;有的应该久煎(补药都是这样);有的应当少煎一些时间(发散药都是这样);有的宜多放一些水;有的宜少放一些水;有的药不必煎而加以泡渍就行了;有的药煎好后先要在外露放一个通宵;有的应当用猛火即武火煎;有的又该用缓火即文火煎。各有巧妙之处,是不可随意变更的。

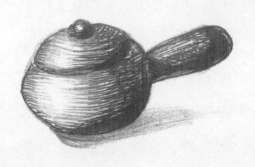

今人不论煎什么药,只知道用猛火久煎,把药物的芳香之气

全都挥发掉了，只存在浓厚的渣质。好比煎煮烧酒，将酒糟长久地煎煮，酒气便全都没有了，哪能调和营血与通达卫气呢？必须将古人所确定的煎药方法，仔细地推敲研究一番，使方药的煎煮各自得到适宜的方法，那么所取得的疗效更佳。

{专家点评}

袁开昌在此摘录了清代医家徐灵胎关于煎药方法的一段论述，出自《慎疾刍言》一书的《煎药服药法》篇。汤剂是中医临床最常用的剂型，根据药物性质及病情的差异，应采取不同的煎药方法。正如徐灵胎在《医学源流论》一书中所说："煎药之法，最宜深讲，药之效不效，全在乎此。"

煎药要讲究方法，一般在煎药之前，先将药物浸泡20~30分钟之后再煎煮，可使其有效成分易于煎出。用水量可视药量、药物质地及煎药时间而定，一般浸过药面3~5厘米为宜。目前每剂药多煎煮2次，亦可煎煮3次，第一煎水量可适当多一些，第二三煎则可略少。每次煎取药汁150~200毫升即可。

煎药要掌握火候，一般先用武火即急火煎煮，待沸腾后再改用文火即缓火煎煮。煎药时间的长短，应依据药物的性味功效等特点来酌定。一般来说，解表与泻下之剂，煎煮时间宜短，其火候宜急，水量宜少；补益之剂，煎煮时间宜长，其火候宜缓，水量略多。煎药时间应好好掌握，既不可不及，更不可太过。如煎煮太过，药已焦枯，只能弃之不用，以防发生不良反应。

有的药物煎煮有特殊要求，诸如先煎后下之类，应当在处方中加以注明。下面介绍几种特殊煎法：

①先煎与后下：凡介壳与矿物类药物，因质地坚硬，药的有效成分难以煎出，应将其打碎先煎，待煮沸20分钟后再下其他药物。又如灶心土与糯稻根之类，亦可先煎取汤汁，然后再取其汤用来煎煮其他药物。凡气味芳香的药物，常以其挥发油取效，故不宜久煮，只宜后下，必须等其他药物基本煎好以后再下该药，只需煎5分钟左右即可。大黄之类也宜后下，一般煎10~15分钟即可。所有后下的药

物,都应当先取水浸泡之后再煎。

②单独煎煮:某些贵重药物,如羚羊角、西洋参等,为了避免其有效成分被其他药物吸收,可切片单独煎取其汁,再与其他药液合并服用,亦可单独服用。

③布包煎:某些药物煎后药液混浊,或对咽喉有刺激作用,或易于粘锅,如赤石脂、旋覆花、车前子之类,要用纱布包好,再放入锅内与其他药物同煮。

④有些药物不宜煎煮:如阿胶、蜂蜜之类,因其黏性大,不宜与其他药物同煮,可溶化后加入其他药液中混合后分服。又如麝香、牛黄、琥珀等贵重药,不宜加热煎煮,应在研成细末后,用其他药液或温开水冲服。

(八)服药活法

⟩名著选录⟨

病在胸膈以上者,先食而后服药;病在心腹以下者,先服药而后食;病在四肢血脉者,宜空服而在旦;病在骨髓者,宜饱满而在夜。

古人服药活法:病在上者,不厌频而少;病在下者,不厌顿而多。少服则滋荣于上,多服则峻补其下。凡云分再服三服者,要令势力相及,并视人之强弱,病之轻重,以为进退增减,不必泥法。

服药之法:古方一剂必分三服,一日服三次;并有日服三次,夜服三次者。盖药味入口,即行于经络,驱邪养正,性过即已,岂容间断?今人则每日服一次,病久药暂,此一暴十寒之道也。又有寒热不得其宣,早暮不合其时,或与饮食相杂,或服药时即劳动冒风,不唯无益,反能有害。至于伤寒及外感痘症,病势一日屡变,今早用一剂,明晚更用一剂,中间间隔两昼一夜,经络已传,病势日增矣。(《养生三要·病家须知》)

〖帮您解读〗

疾病在胸膈以上部位的,先吃饭然后再吃药;疾病在心腹以下部位的,先服药然后再吃饭;疾病在四肢血脉部位的,宜早晨空腹服药;疾病在骨髓部位的,宜吃过晚饭之后而在夜晚服药。

古人服药的灵活方法:病在上焦的不怕多次少量服药;病在下焦的不怕次数少而一次大量服药。少量服药可以滋补营养上体,多量服药即能峻补下身。凡属说分两次三次服药,要使药力能够到达疾病部位,并要观看人的体质强弱和病情轻重等条件,再作药物增减进退的调整,不必拘泥于旧的服药方法。

服药方法:古方一剂必定分作三次服用,即一天服药三次;并且有白天服三次,夜晚再服三次的。大概药物内服以后,即运行于经络之中,驱除邪气而养护正气,等药性发挥过去后就作罢了,哪能容许间断呢?今人却每天服药一次,病程久而药力短暂,这是一曝十寒的做法。又有药汤温度的寒热不适宜,早晚服药不准时,或者与食物相混杂,或者在服药期间又劳累和冒风寒,不但服了没有益处,反而会有害处。至于伤寒和其他外感病及痘症等,病情一天之内可多次发生变化,今天早上吃一次药,明天晚上再吃第二次药,中间相隔两个白天和一个夜晚,疾病已经通过经络发生传变,病势也就更为加重了。

〖专家点评〗

袁开昌在此依次辑录了唐代医家孙思邈、金代医家李杲、清代医家徐灵胎各自一段文字,分别对服药方法作了论述,颇具参考价值。

一般来说,病在上焦,宜餐后服药;病在下焦,宜餐前服药;补益药与泻下药,宜空腹服食;安神药宜临睡前服用;对胃肠有刺激性的药,亦宜餐后服食。急性重病可不拘时限服药,慢性病则服药要按时。治疟疾的药宜在发作前2小时预服。服药时间适宜,对提高疗效很有帮助。

凡服汤药,一般1日1剂,分2~3次温服。根据病情需要,有的1日只服1次,有的要服数次,有的1日连服2剂;也有的可以煎汤代茶饮服。还有热服与冷服之分,通常是治热症可以寒药冷服,治寒症则宜热药热服,以便增强药力。在使用峻烈药与毒性药时,宜从小剂量开始,逐渐加量,取效即止,慎勿过量,以免发生中毒或损伤正气。正如《神农本草经》所说:"若用毒药疗病,先起如黍粟,病去即止,不去倍之,不去十之,取去为度。"总之服药以病去为止,不可过度服药,否则适得其反,非常有害。

(九)纵口者非,绝谷者尤非

{名著选录}

病有纵口吻而死者矣;亦有绝其谷而视其死焉。世都不察,幽潜沉冤者众矣。念及此,深为酸鼻。

夫饮食,养生物也,可节而不可纵,然亦不可使之绝。故节之则生,不节而纵且绝则死。纵而死,病者之责也;绝而视其死,伊谁之责耶?如伤寒、伤风、伤食等有余之病,或胀、或痛、或呕、或吐,感之暴而脉躁疾有力,且无虚证之兼者,虽不与之食亦可也。此不可与而不与,是节之,非绝之也。

及久病久虚,久不饮食之人,陡觉谷气馨香,欲求啖而不敢遽啖,正胃气初回之候。法当徐投浆粥,或与适口不助邪之物,以充胃气。胃气充则元气亦

充,而病自无不愈。若概视饮食为毒药而不与,是绝之,非节之也。则几微之胃气,将安恃乎? (《养生三要·病家须知》)

帮您解读

病人中有放纵饮食口味而死去的,也有看着他断绝饮食而死亡的。世人全都没有觉察到,那种隐蔽地深受冤枉而死的人太多了,每想到这一点,便深深地感到忧伤而鼻子发酸。

饮食是用来养生的物质,可以节制而不可放纵,然而也不能使它断绝。所以节制饮食就能活命,不节制而放纵或者断绝就会死亡。放纵饮食而死,无疑是病人的责任了;那么看着他断绝饮食而死去,那又是谁的责任呢? 例如伤寒、伤风、伤食等有实邪的病症,或胀满、或疼痛、或呕吐,外感病发作急暴而脉象浮躁疾速有力,而且没有出现虚弱一类的兼证,即使不让他吃饭也是可以的。这是不可吃而不让他吃,是节制饮食,并非断绝饮食。

至于久病久虚,很久没有进饮食的人,突然觉得饭菜很香，想要吃饭又不敢立即就吃，这正是胃气初步恢复的时候。其调养方法当是慢慢地投给豆浆米粥之类，或者口味适合而又不会助长邪气的食物，以便充实胃气。胃气充实也就会使元气充实，而疾病自然没有不痊愈的。倘若一概把饮食当作毒药而不许病人吃，那就叫断绝饮食，而不是节制饮食。那么微细的胃气，又将依靠什么来扶持呢？

〖专家点评〗

病人究竟应当怎样对待饮食？袁开昌在本篇中明确指出：要反对两种不良的倾向，一种是任意放纵口腹之欲，贪图美味，想吃什么就随意饱食，而过于饱食就会招病损体，使人早衰早死；另一种态度与之相反，完全断绝饮食，断绝饮食则无胃气，而无胃气就会引起死亡。所以说："纵口者非，绝谷者尤非。"正确的态度应当是节制饮食。"节之则生"，能够节制饮食就可维护生命健康。但节食决非等于绝食，除了某些急性外感病或胃肠疾病必须临时禁食之外，凡久病体虚之人皆不可禁食，只宜少食多餐或改用稀软流质饮食就行了。

许多慢性病患者诸如"三高"(指高血压、高血脂、高血糖)人群,都要求"管住嘴,迈开腿",即节制饮食和多参加体育运动。就管住嘴这一条来说,有的管不住,仍有"纵口"贪图美食之嫌,疾病也就难以控制,甚至有日益加重之势,这些人一定要在"节食"二字上多下功夫。也有一些人对嘴巴管得过严,这也不敢吃,那也不敢吃,只吃少量素食,荤食根本不敢沾边,结果引起营养严重匮乏。营养不良本身就是致病因素,又哪有可能使病体得到康复呢?

国民党元老陈立夫58岁时患了糖尿病,他却带病活到103岁,这与他高度重视养生保健特别是极其注重饮食营养是分不开的。他晚年曾长期定居美国,最喜欢吃燕麦食品,因为燕麦有利于糖尿病防治。家人便设法让他在一周之内能吃到各种不同花样的燕麦粥。例如:周一,核桃仁燕麦粥;周二,牛奶燕麦粥;周三,枸杞山药燕麦粥;周四,玉米燕麦粥;周五,香菇丝瓜燕麦粥;周六,薏苡仁燕麦粥;周日,鸡茸燕麦粥。燕麦中含有多量单不饱和脂肪酸、蛋白质、可溶性纤维、皂苷素等,可降低血液中胆固醇、甘油三酯等的含量,从而减少患心血管疾病的风险,并对防治糖尿病很有帮助。燕麦所含膳食纤维非常丰富,有利于调节肠内菌群生态,并能润肠通便,因而十分适合于老年人食用。

许多糖尿病患者根本不敢吃水果,陈立夫开始也是这样。后来美国医生告诉他,可以选择性地吃些水果,非但不会升高血糖,还有助于改善糖尿病患者的体质。此后他便在医生指导下,选食一些含糖量在12%以下的水果。吃水果之前,陈立夫会让护士为他测量血糖,当空腹血糖在10毫摩尔/升以上时,只吃含糖量约为2%的黄瓜和西红柿;当血糖降低到8毫摩尔/升时,就可以吃含糖量5%~8%的西瓜、香瓜、草莓,也可以吃一些苹果、梨、杨梅及葡萄之类。一般安排在饭后两三个小时再吃,如上午10点,下午3点,每次吃25~50克,一天不超过100

克。正因为他的饮食营养比较全面而又均衡,所以有利于治病健身和获享高寿。

(十)亦有病初愈而不可骤补者

﹛名著选录﹜

凡泻病、痢病、虫病、疳病、水病、酒病、疸病于初愈时,不可骤服滋补之药。盖此数病,以湿热为原。滋补之药,乃助湿热之尤者,骤而服之,鲜不致害。(《养生三要·病家须知》)

﹛帮您解读﹜

大凡腹泻、痢疾、寄生虫病、疳病(泛指小儿因多种慢性疾患所致形体干瘦与津液干枯的病症)、水肿病、酒病、黄疸病等,在刚刚痊愈之时,不可骤然服食滋补药物。因为这几种病,都是以湿热作为病源的。各种滋补药物,乃最能助湿热之品,如骤然服之,很少不招致损害的。

﹛专家点评﹜

袁开昌在此又摘录了《裴子言医》的一段论述,认为大病初愈之后,不可骤然服食补药,否则"鲜不致害"。因为病后体虚,胃气尚未完全恢复,消化吸收能力较弱,而补品多为温热黏滞之物,很难消化。倘若贸然进补,势必加重肠胃乃至其他脏腑的负担,有可能引起旧病复发,甚或招致新的疾病。有鉴于此,凡大病初愈之后,应坚持饮食清淡,少食多餐,凡补药补品之类,暂时不要服用。必须等到元气完全恢复之后,再适当地吃些补药补品之类,才可起到趋利避害的作用。

(十一)病者忌与亲友接谈

{名著选录}

凡有以问疾来者,勿得与之相接。一人相接,势必人人相接,多费语言,以耗神气。以所契者,又因契而忘倦;所憎者,又因憎而生嗔。甚或坐盈一室,竞起谈风,纵不耐烦,又不敢直辞以去。

嗟嗟!有病之人,力克几何,而堪若此?恐不终朝而病已增剧矣。然此犹为害之小者耳。更有一等,摇唇鼓舌,好事生非,病者一或听,必致恼怒填胸,不知自爱;而其为害,又不可言。智者于此,休将性

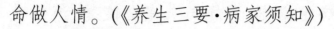

命做人情。(《养生三要·病家须知》)

{帮您解读}

凡是前来探访病情的人，患者不要和他交谈。若与一个人交谈，势必个个都要交谈，将要多说很多话，就会耗损精神元气。由于是情意投合的好友，又因交情深厚而忘记了疲倦；是平时所憎恶的人，又会因为憎恨而生嗔怒。有时甚至坐满一屋子的人，竞相兴起谈论之风，纵然心中不耐烦，又不敢直接下逐客令让人离去。

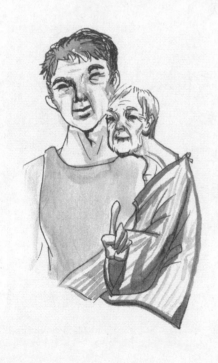

哎呀！一个患病之人，身上有多少力气，哪能经受得起这样的折腾呢？恐怕过不了一个早晨而病势已经加重了。然而这还是为害最小的。更有一类人，专门摇唇鼓舌，喜欢搬弄是非，病人一旦听了他的话，必然导致烦恼愤怒填满胸腔，却不懂得爱护自己。而如此所造成的危害,又是无法用言语来形容的。聪明的人对此种亲友探访之事,千万不可将自己的生命安危当作人情面子来看待。

{专家点评}

袁开昌在此同样摘录了《裴子言医》中的一段论述,提出了亲友探望病人应当严加注意的一些问题。本篇着重指出,患者不可与前来探访的亲友多说话,防止带来损伤元气的副作用。病人本来就很虚弱,若说话过多,势必损伤气血,加重病情。作为探访病情的亲友,一定要体恤病人,确保病人能够得到充分的休息和调养。千万不可高谈阔论,浮夸炫耀;更不可摇唇鼓舌,说长道短,搬弄是非,制造矛盾,乃至激起病人烦恼和愤怒不已。倘若那样就是在帮倒忙,只能加重患者病情,实有百害而无一利。

(十二)坠跌晕绝者慎勿移动

{名著选录}

凡从高坠下而晕绝者,慎勿移动。俟其血气复定而救之,有得生者。若张皇扶掖以扰乱之,百无一生。余戚沈氏之女,年甫十岁,从楼坠地,晕死,急延医视之。曰:"幸未移动,尚可望生,否则殆矣。"乃以药灌之,移时渐苏而安。治跌损者,人尿煮热,洗之灌之,良。(《养生三要·病家须知》)

帮您解读

凡是从高处掉落下来而摔得晕死过去的人,千万不要迁移搬动。要等到他血气恢复安定之后再救治他,便有救活的可能。倘若慌慌张张地予以扶持而扰乱他,那就百无一生。我家亲戚沈氏的女儿,年龄刚刚十岁,从楼上坠落到地上,已经晕死过去,急忙请来医生救治。医生说:"幸而没有搬动她,尚且有希望救活,否则就很危险了。"当即用药汤灌她,过些时候便渐渐苏醒而平安了。治跌打损伤,可将人尿煮热,用来洗伤口和灌服给病人,效果良好。

专家点评

袁开昌在此摘录了清代医家陆以湉《冷庐医话》一书中的一段论述,对人颇有启示。本篇指出,凡从高楼坠跌下来已经晕厥的人，千万不可任意挪动，应保持原状，立即请医生前来救治。倘若任意搬迁挪动，只能进一步加重伤害，乃至无法救治。这一点，至今仍很值得人们注意。篇中提到用人尿煮热洗灌坠跌患者有良效，这是民间施救的经验之谈。人尿为健康人的小便，尤以10岁以下男童的小便为佳，可以治疗跌打损伤和瘀血作痛。现今虽然急救医学发展很快，但在环境条件极差或者情况特殊紧急之时，一些民间急救措施仍然可以采用，至少可以起到一些暂时帮助患者缓解或减轻痛苦的作用。

（十三）坠跌晕绝者知此则生

{名著选录}

读《续名医类案》，而知移动之禁，非独坠跌者宜然也。备录之：

张子和治叟年六十余，病厥热头痛，以其用涌药时，已一月间矣。加之以火，其人先利，年高身困，出门见日，而仆不知人。家人惊惶，欲揉扑之。张曰：

"大不可扰。"与西瓜、凉水、蜜雪，少顷而苏。盖病人年高，漏泄则脉易乱。身体内有炎火，外有太阳，是以跌仆。若更扰之，便不救矣。

汪石山治人卒厥暴死不知人：先因微寒发热，面色姜黄，六脉沉弦而细，知为中风久郁所致。令一人紧抱，以口接其气，徐以热姜汤灌之，禁止喧闹移动，否则气不返矣。有顷果苏，温养半月而安。不特此症为然，凡中风、中气、中寒、暴厥，俱不得妄动，以断其气。《内经》明言气复返则生。若不谙而扰乱，其气不得复返，以致夭枉者多矣。

魏玉璜曰："遇卒暴病，病家、医士皆宜知此。盖暴病多火，扰之则正气散而死也。余女年十八，忽暴厥，家人不知此，群集喧闹，又扶挟而徙之他所，致苏而复绝，救无及矣。今录张、汪二案，五内犹摧伤也。"（《养生三要·病家须知》）

⸨帮您解读⸩

读了《续名医类案》（清代魏玉璜编）一书之后，才知道移动病人的禁例，不只是从高处坠跌下来的患者应当如此。今将案例抄录如下以备查考。

　　金代张子和治疗一位六十多岁的老年男子，他患了昏厥发热头痛的病，给他使用催吐药，已经有一个月左右了。加上患有火热之症，先前用过通利大便的药，由于年纪大了而身体疲困，出门又被日光照射，因此摔仆跌倒而失去知觉。其家人惊慌失措，想要拍打轻揉按摩他。张子和说："千万不可扰动他。"随即给他喂些西瓜、凉水和蜂蜜之类，过了片刻就苏醒过来了。鉴于病人年事较高，让他下利泄泻则易脉象混乱；身体内有火热之邪，外有太阳照射，因此摔跌仆倒。倘若再加以扰动，便无法救治了。

　　明代医家汪石山(名叫汪机)治疗一位突然昏厥暴死而人事不知的患者。此人先前因微寒而发热，面色如姜黄，六脉(两手寸关尺三部之脉)沉弦而细，知道是由于中风久郁所形成的。叫一个人将他抱紧，用口对口帮他做人工呼吸，慢慢地用热姜汤灌喂他，禁止旁人喧闹和移动他，否则气不能复返了。稍停一会儿,病人果然苏醒过来,以后又温养了半个月就平安地康复了。不仅此一病症是这样,大凡中风、中气(中了邪气)、中寒、急暴晕厥,都不许胡乱移动,不然就会气绝身亡。《黄帝内经》明确地说,元气恢复就能活过来。假若不懂得这一点而胡乱搬动,元气就不可能恢复,因此而冤枉地死去的人可谓众多了。

魏玉璜说:"遇到突然发生的急暴疾病,病人和医生都必须懂得这一点。因暴病大多属火热之症,扰动患者正气就会散失而死亡。我的女儿刚刚十八岁,忽然患急暴晕厥之症,家人不懂得此病该怎么救治,一群人聚集起来吵吵嚷嚷,又把她扶挟起来挪动到别的地方,致使她在苏醒之后复又气绝身亡。现今收录张子和与汪石山的两则医案,不禁想起女儿的枉死,五脏仍有被摧残伤痛之感啦。"

{专家点评}

袁开昌在读了清代医学家魏玉璜的《续名医类案》之后,深有所悟。便抄录其中两则医案,集中表明坠跌患者与急症病人应当严禁随意挪动的道理。鉴于不少坠跌患者和急症病人,往往因迅速搬动或转移致死,魏玉璜深有所感,十分痛惜,便在书中收录了金代名医张子和、明代医家汪机(即汪石山)的两则医案。说明坠跌病人与急症患者,只要保持安定而不移动,还是有办法救治的。张子和治一位仆跌不知人事的六十岁老年男子,因及时制止了家人的扰动,终于通过救治得以复苏。汪机治一位突然晕厥暴死的急症病人,又由于当即"禁止喧闹移动",因而收到了"有顷果苏,温养半月而安"的良好效果。

魏玉璜在收录上述两则医案之后,又联系到自己一位18岁的女儿,因患急症被喧闹移动而致其枉死的痛苦经历,深刻地总结了其中的惨痛教训。他在收编此类医案时,总不免会想到女儿的枉死,因而发出了"五内犹摧伤也"的感慨。

本篇给人的启发和教育是很深刻的。大家应当牢牢记住:凡遇摔跌晕厥或急症暴死的病人,千万不可惊慌失措,手忙脚乱,随意翻动和挪动病人,要保持安静和稳定。立即打120或请有关医生前来救治,防止发生无可挽回的死伤。

(十四)生于忧患

{名著选录}

病之加于小愈者,因小愈而放其心也。天下事处逆者恒多易,处顺者反多难。病当未愈而求愈时,欲不得逞,志不敢肆,凡语言动止,饥饱寒温,以及情形喜怒之间,无不小心翼翼,自然逆可转顺,不期愈而不愈者鲜矣。愈则此心不觉康强自慰,保护渐疏,恣口吻也,爽寒温也,多语言也,费营虑也,近房室也,顺情性而烦恼也,广应酬而不自知为劳且伤也。有谓病不反加于此者无之矣。因忆孟夫子生于忧患、死于安乐之说,信不可不书诸绅,而铭座右也。(《养生三要·病家须知》)

{帮您解读}

疾病初愈的人往往容易染上新的疾病,因病初愈之后心情就放松了。天下的事情通常是处于逆境较为容易,而处于顺境反而要困难得多。当疾病未痊愈而要求治愈时,嗜欲不敢纵容,心志不敢放肆,凡属言论行动举止,饥饱寒温,以及表情形态与喜怒等等,无不小心翼翼而非常谨慎,自然可以将逆境转化为顺境,不期望痊愈而不痊愈的人很少。一旦疾病痊愈则心中不免以身体康强感到自慰,保护也就渐渐放松,恣意贪图口味美食,寒温失调,说话太多,经营事情多费思虑,房事生活没有节制,顺着性情烦恼喜怒,各种交往应酬广泛频繁而觉察不到给自己带来的损伤。有人说疾病不加到此类人身上那是不可能的了。因而回忆起孟夫子讲过"生于忧患而死于安乐"的话,确实不可不书写在腰带上,而将其视为座右铭。

〖专家点评〗

袁开昌在此以"生于忧患"为题,又一次摘录了《裴子言医》一书中的一段论述。文字虽然简短,却很富有哲理性。无论对疾病防治或养生保健来说,均具有启发借鉴意义。本篇一开始就提出:"天下事处逆者恒多易,处顺者反多难。"处逆境容易处顺境难,这是一般立身处世的规律,其实防病健身也是这样。人在生病时,健康状态正处在逆境之中,此时除了高度重视治病服药之外,在饮食起居、动静劳逸、思想情志、嗜欲爱好等各个方面,无不小心谨慎,严加控制。一旦疾病痊愈之后,往往好了伤疤忘了痛,便自以为康健,于是在各个方面放松控制和警惕,甚至再度任意放纵,致使旧病复发,病情加重。由此而导致病入膏肓乃至酿成死症者,可谓屡见不鲜,值得引以为戒。本篇用生活事例为证,对孟子的"生于忧患而死于安乐"这句名言做了最好的诠释,值得人们牢牢地记取。

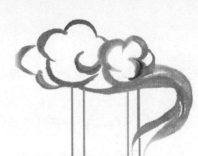

三 医师箴言

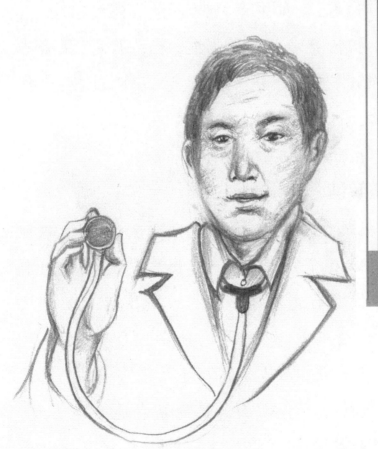

（一）大医须先发慈悲恻隐之心

｛名著选录｝

凡大医治病，必当安神定志，无欲无求，先发大慈恻隐之心，誓愿普救含灵之苦。若有疾厄来求救者，不得问其贵贱贫富，长幼妍媸，怨亲善友，华夷愚智，普同一等，皆如至亲之想。亦不得瞻前顾后，自虑吉凶，护惜身命。见彼苦恼，若己有之，深心凄怆。勿避险巇，昼夜寒暑，饥渴疲劳，一心赴救，无作功夫形迹之心。如此可为苍生大医，反之则是含灵巨贼。《养生三要·医师箴言》)

｛帮您解读｝

凡是名气大的医生治病，必须安定自己的神志，没有私欲和个人要求，先发出大的慈爱与同情之心，发誓愿意普遍救治广大民众的疾苦。如有疾病重患前来请求救治的，不论是富贵与贫贱，年龄大小与容貌美丑，是恩人仇人还是亲友良朋，是汉族还是少数民族或外国人，是愚蠢者还是聪明人，一律同等看待，全都当作最亲密的人来考虑。也不能瞻前顾后,先考虑自身的安危吉凶,只知珍惜保护自己的身体和性命。看到病人很苦恼,好像自己也在遭受同样的痛苦,内心深表悲伤与同情。要不怕一切艰难险阻,不管是白天黑夜还是寒天暑天,也不顾饥渴与疲劳,只要病人急需,就一心一意前往救治,绝不装模作样地仅做一些表面功夫。只有这样,才称得上是广大民众的好医生,与此相反就是人类的蟊贼。

专家点评

袁开昌在此摘录了唐代名医孙思邈一段精辟的医德论述,出自《备急千金要方·大医精诚》。本篇指出,凡是名声很大的医生,应当安定自己的神志,没有个人的私欲和要求,首先要对病人有慈爱心和同情心,愿意普遍救治广大患者的疾苦。对所有病人不分贵贱贫富,年龄老少,容貌美丑,是亲友还是仇人,是一般人还是朋友,是汉族还是少数民族或外国人,是愚蠢者还是聪明人,全都一视同仁,平等相待。医生要急病人之所急,想病人之所想,一旦出现急难险症，就应克服自身的一切困难前往救治。倘能做到这样,就是一位医德高尚的苍生大医。凡德高艺精的苍生大医,必定会受到广大患者的感激和赞誉, 反过来又会给医生自己以莫大的精神安慰,因而对促进医生本人的身心健康和延年益寿亦很有帮助。

其实不单是医生要讲究医德,各行各业的从业人员也都应当高度重视自己的职业道德。凡精通本行专业而又职业道德高尚的人, 做事认真负责,工作质量高,同样会从群众的赞誉或感谢声中得到莫大的精神安慰,也同样有利于健康长寿。

(二)医学读书法

〔名著选录〕

一切道术,必有本源,未有目不睹汉唐以前诸书,徒记时尚之药数种而可为医者。今将医学必读之书并读法,开列于左(下)。果能专心体察,则胸有定见。然后将后世之书,遍观博览,自能辨其是非,取其长而去其短矣。

《灵枢经》：此明经络、脏腑之所以生成，疾病之所由侵犯，针灸家不可不详考，方脉家略明大义可也。《素问》：此明受病之源，乃治病之法，千变万化，无能出其范围。如不能全读，择其精要切实者熟记可也。

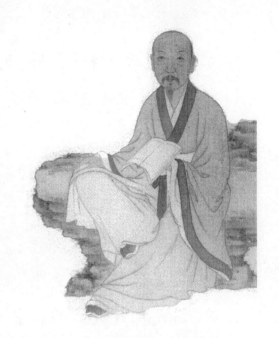

《伤寒论》：此一切外感之总诀，非独治伤寒也。明于此，则六淫之病，无不贯通矣。《金匮》：此一切杂病之祖方，其诸大症，已无不备。能通其理，天下无难治之病矣。

《神农本草》：《神农本草经》，药止三百六十五种。自陶弘景以后，药味日增，用法益广，至明李时珍《纲目》而大备。其书以《本经》为主，而以诸家之说附之，读者字字考验，则能知古人制方之妙美，而用之不穷矣。

　　《外台秘要》《千金方》二书，汇集唐以前之经方、秘方，及妇科、儿科，无所不备，博大深微。必明乎灵、素、仲景之书，方能知所审择，不致泛滥而无所适从矣。

　　妇科、儿科：妇人除经带胎产之外，与男子同；小儿除惊痫痧痘而外，与老壮同，所以古人并无专科。后人不能通贯医理，只习经产惊痘等方药，乃有专科。若读前所列之书，则已无所不能；更取后人所著《妇人良方》《幼幼新书》等，参观可也。

　　外科：其方亦具《千金》《外台》，后世方愈多而法愈备。如《窦氏全书》《疡科选粹》，俱可采取。唯恶毒之药，及轻用刀针，断宜切戒。

　　《御纂医宗金鉴》：源本灵、素，推崇《伤寒论》《金匮要略》，以为宗旨，后乃博采众论，严其去取，不尚新奇，全无偏执，又无科不备，真能阐明圣学，垂训后人。习医者即不能全读古书，只研究此书，足以名世矣。

　　《本草纲目》：可谓集诸氏之大成矣。踵之者有刘若金之《本草述》，倪纯宇之《本草汇言》，赵恕轩之《纲目拾遗》，尤足以补李氏之阙矣。然皆不过贯穿融汇于金元诸名家而已。唯卢子繇之《本草乘雅》，邹润安之《本草疏证》，力追上古，直溯长沙，抉发精微，推阐尽致，扫尽诸家芜秽，而归于至当。学者幸生其后，得读其书，从此而心领神悟，深造有得，庶上接神农之一脉哉。《养生三要·医师箴言》）

｛帮您解读｝

一切的专业技术，必定有其根源，没有不读汉唐以前各种医药古书，仅仅记住几种当时可用的药物，而可以成为医师的。现今将医学必读的书籍及其阅读方法，开列于下。如果真能专心学习体察，那么胸中就有定见。然后将后世编撰的医书，广泛予以阅读博览，自然能够辨别其中的是非对错，取其所长而能补其所短了。

《灵枢》（《黄帝内经》之一，《黄帝内经》包括《素问》与《灵枢》）：此书阐明了脏腑学说形成的由来，疾病侵犯人体的经过，针灸医师不可不详细阅读研究，处方诊脉的医生大体上知晓其内容就可以了。《素问》即《黄帝内经素问》：此书论述了人体受病的根源，乃治病方法的汇集，各种治法千变万化，都不可能超出它所论述的范围。如果不能全面阅读，挑选其中精要切实的部分予以熟记也就可以了。

《伤寒论》(东汉名医张仲景撰著)：这是诊治一切外感病的总纲领和要诀，不仅仅是治疗伤寒病而已。明白这一点，则风、寒、暑、湿、燥、火等六淫所导致的疾病，也就没有不通贯的了。《金匮》即《金匮要略》(亦东汉名医张仲景所撰著)：这是最早治疗一切杂病的经典祖方，其他各种大的病症，也全都具备。若能通晓其医理，天下也就没有什么难治的病了。

《神农本草》：《神农本草经》，药物只有三百六十五种。自从梁代陶弘景以后，药物一天天增加，用法越来越广泛，到了明代李时珍的《本草纲目》一书所收药物就完备了。该书以《神农本草经》的内容为主，而将其他各家之说附在后面，读者如能字字句句加以考查验证,就能知道古人创制方剂的美妙之处,而运用起来也就不必受限制了。

《外台秘要》(唐代王焘撰)、《千金要方》(唐代孙思邈撰)两书,汇集了唐代以前的经典名方、秘方,以及妇科、儿科、外科的方药,内容无所不备,博大精深细微。必定先要明白《灵枢》《素问》和张仲景著作中的道理,才能知道这些书中所审慎地选择的内容,才不会广泛无边地滥读而弄得无所适从了。

妇科、儿科:妇女除了经带(月经病)胎产之外,其他病与男子相同;小儿除了惊痫疹痘等病之外,其他疾病与老年人及壮年人相同。所以古人并没有妇、儿等专科之分,后人不能融会贯通医理,仅仅学习经产与惊痘等方药知识,才有专科之分。假若细读前面所列举的书,已经就可做到无所不能,再加上取后人撰著的《妇人良方》(即南宋陈自明所撰《妇人大全良方》)、《幼幼新书》(南宋刘昉所撰)等,予以参考阅读也就可以了。

外科:其方药亦具载于《千金要方》与《外台秘

要》之中。后世方书越来越多,而治疗方法也愈加完备。如《窦氏全书》(即明代窦梦麟所辑《窦氏外科全书》,也叫《疮疡经验全书》)、《疡科选粹》(明代陈文治所撰),都可以参考取用。唯有恶性剧毒之药,以及轻易使用刀针之类,当断然予以戒绝而不可轻用。

《御纂医宗金鉴》(清代吴谦等人编纂):此书以《灵枢》和《素问》为本源,又很推崇《伤寒论》与《金匮要略》,乃其根本宗旨。后世医书便博采各家之说,去取标准很严格,不崇尚新奇,见解全面而无偏激的观点,又各科无所不备,真正能够阐明先圣医学,垂训于后人。学医的人即使不能全面阅读古代医书,只要能够精心研读这部书,就足以成为当世的名医了。

《本草纲目》:可说是集诸家本草之大成的著作了。继承它的有清代刘若金的《本草述》,明末倪纯宇的《本草汇言》,清代赵学敏(字恕轩)的《本草纲目拾遗》,尤其能够补正李时珍的缺失。然而都不过是融会贯通金元以来各个医药名家之说而已。唯有卢子繇(即明代医家卢之颐)的《本草乘雅》(又名《本草乘雅半偈》),邹润安(即清代医家邹澍)的《本草疏证》(即《本经疏证》),竭力追随上古医家,直接溯源于曾任长沙太守的东汉医圣张仲景,发掘其精微,阐明发挥到了极致,扫除诸家的缺点毛病殆尽,而归结到了最为允当的地步。学医的我幸而出生在他们之后,得到了阅读其著作的机会,从此便心领神悟,深有收获体会,希望能够继承神农氏以来的传统医药学呢!

【专家点评】

学医特别是学中医的人,固然必须攻读历代中医药文献,这是不言而喻的。其他人员,尤其是广大中老年朋友,也有必要读些中医药学著作,无论对疾病防治或健身长寿来说,都是有百利而无一害的。但古代中医药文献汗牛充栋,浩如烟海,该从哪里读起呢?不妨浏览一下袁开昌的这篇《医学读书法》,将是很有启发和实际帮助的。

　　我国早期的医药学典籍有《黄帝内经》(包括《素问》和《灵枢》两书)、《神农本草经》《伤寒论》《金匮要略》,被称为中医四大经典。前两本撰人不详,非一时一人所作;后两本的作者则是东汉医圣张仲景。《黄帝内经》是现存最早的医学理论著作,《神农本草经》是最早的药物学著作,而《伤寒论》和《金匮要略》则是最早的临床医学专著。后两书又被称为"方书之祖",其所载方剂被称为"经方",至今仍有相当部分经方在临床上经常运用,足见这些医学经典是具有强大生命力的。

　　被称为"药王"的孙思邈,是唐代一位享年逾百岁的著名医学家。他给后人留下了《备急千金要方》(简称《千金要方》或《千金方》)和《千金翼方》两部医学名著。其中《千金要方》30卷,内容包括内、外、妇、儿、五官、针灸各科,有药有方,总共分为233门,合方论5 300多首。书中所载医论、医方,较系统地总结和反映了《内经》以后、唐代初期以前的医学成就,是一部科学价值较高的医学著作。

唐代王焘所撰《外台秘要》40 卷，是一部大型的综合性医学著作。内容包括内、外、妇、儿、五官各科及灸疗(未谈针法)等。计分为 1 104 门，均先论后方，共载医方 6 000 余首。书中引录了大量历代医学文献，均一一注明出处，乃研究唐代以前医学的一部重要参考书。

　　明代李时珍所撰《本草纲目》，共收载药物1 892种，分为 52 卷，计 190 多万字，内有附方11 096 则，插图 1 160 幅，真正做到了医药兼举，图文并茂。这是李氏历时 27 年所撰成的一部药物学巨著，除了收载历代本草所列举过的各种药物之外，又新增药物 374 种，还纠正了旧本草书中的诸多讹误，对药物的性能、功效、主治讲得更加详细和切合实用。本书不但在药物分类、鉴定、采集、炮制、收藏等方面有巨大成就，而且在植物学、动物学、矿物学及化学等方面，也同样做出了重大的贡献。此书后来有不少部分被译成英、法、德、拉丁、日等多种文字流传国外，并赢得了国外学者的赞许和好评。英国著名博物学家达尔文，就曾誉称本书为"中国古代的百科全书"。

《医宗金鉴》是一部90卷的大型医学丛书。清代乾隆年间由朝廷组织吴谦等人共同编撰，名义上由皇帝主编，故曰《御纂医宗金鉴》。此书共收编医著15种，全书采辑自《内经》至清代诸家医书，做到了"分门聚类，删其驳杂，采其精粹，发其余蕴，补其未备"。其具体内容包括：《订正仲景全书伤寒论注》《金匮要略注》《四诊心法要诀》《运气要诀》《伤寒心法要诀》《杂病心法要诀》《妇科心法要诀》《幼科杂病心法要诀》《痘疹心法要诀》《种痘心法要旨》《外科心法要诀》《眼科心法要诀》《刺灸心法要诀》《正骨心法要旨》等。全书内容较为完备丰富，叙述较系统而又扼要。其中各科心法要诀，用歌诀的体裁，概括诸病的辨证论治，很切合实际，易学易用。本书刊行后深受读者欢迎，流传颇广，成为学习中医的重要读物。

袁开昌开列的中医文献较多，在此着重介绍了以上几种,仅供注重养生防病的朋友们参考。

(三)大医口不言钱

{名著选录}

进士王日休云:吾乡张彦明喜医,僧道贫士,军兵官员,及凡贫病者求医,皆不受钱。或反以钱米与之。人若来召,虽至贫亦去。富者以钱求药,不问钱多寡,必多与药,期于必效。未尝萌再携钱来求药之心。病若危笃,知不可救,亦多与好药,以慰其心,终不肯受钱。予与处甚久,详知其人为医,而口终不言钱。可谓医人中第一等人矣。

一日城中火灾,周回爇尽,烟焰中独存其居。一岁牛灾尤甚,而其庄上独全。此神明佑助之明效也。其子读书后,乃遇魁焉。孙有二三,庞厚俊爽,亦天道福善之信然也。使其孜孜以钱物为心,失此数者,所得不足以偿所失矣。同门之人,可不鉴哉!《养生三要·医师箴言》)

{帮您解读}

进士王日休说:我的家乡有位张彦明先生很喜

欢医术,不管是僧人道士或贫苦之人,乃至军队官兵,以及一切贫困者前来求治,都不收钱。或者反而将钱和米赠送给人。如果有人上门来请求出诊,即使是赤贫人家也会去。富人拿钱来买药,不问钱的多少,必定多给一些药,希望必定能够取得疗效。不曾产生过希望下次再多带一些钱来买药的想法。假若病势笃重,知道无法救治,也会多给一些好药对危重病人进行心理安慰,始终不肯收钱。我与张医生相处的时间很长久,深深地知道他的处世待人准则,而口中始终不谈钱,可说是医生中最上等的人了。

有一天城中发生火灾,周围的房屋全都化为灰烬,在烟火之中唯有张医生的住宅得以保存下来。又有一年村中耕牛发生灾疫十分严重,而只有他所住村庄的耕牛得以保全。这是神明保佑人的明显验证。他的儿子读书后参加科举考试,一举夺魁取了第一名。孙子有二三个,也都很宽厚豪爽聪明俊秀,乃上天赐福酬谢善人才会出现这样的结果。倘若他斤斤计较如何收取钱财，没有上述这些善举，那么所得到的就会抵不上所失去的了。作为医生的同行们，哪里可以不从中得到借鉴呢！

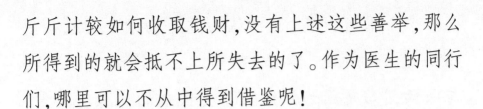

{专家点评}

袁开昌在此选录了《名医类案》中的一段文字，此书乃明代江瓘所编，共12卷，收录了明代以前历代名医的治案，颇受好评。《四库全书总目》说它"可为法式者固十之八九"，足见其参考价值之高。本篇通过进士王日休的介绍，可知张彦明是一位医德极其高尚的医生，他看病不图钱财，对患者有求必应，且高度认真负责。凡贫苦患者前来求治，该出诊的就立即出诊，该接诊的就在家接诊；对极其贫寒的特困户不但免费供给药物，反而以钱米相赠送；对于无法救治的危症病人，也要给些好药，尽量在精神上加以安慰。

像张彦明这样的好医生，自然深受广大民众的称赞和欢迎。善人必有善报，张彦明家在遇到火灾时，周围房屋都烧尽，唯独张宅得以保存；张的子孙也一个个很有出息。篇中认为这是由于上天或神明赐福与保佑所致。其实并非什么上天与神明的赐福与保佑，而是因为张医生深受民众的感激与关爱，必有民众在暗中出面帮助救火。又由于他处处以身作则，对子孙后代有良好的家庭教育，故能使之成才。像张彦明这种医德高尚的医生，自然人际关系和谐，心态良好，能得善报也是必然的。

读了上文，不禁使人联想到元代儿科医学家曾世荣，也是由于医德高尚而受到了好报。《古今图书集成医部全录》有这样一段记载："按《衡州府志》，曾世荣，号育溪，精于方脉，著《活幼心书》行于世。大德丙午(公元 1306 年)，衡民不戒于火，延及二千余家，火迫世荣宅，四顾无以为计。忽飙尘中但闻人声喧呼：此曾世荣宅！并力进水百余器，烟止风收。而宅与书板俱得不焚。谈者皆云世荣用心仁恕，故造物默佑之也。"这就表明，由于曾世荣以医术积德行善，终于感动了广大患者等民众，所以在遇到火灾时，有民众暗中帮他救火，故使曾宅得以保存。

由以上两例可知，凡医德高尚的医生，人际关系自然很好，你既关爱别人，别人自然也会关爱你。在千钧一发之际，你挺身而出，救死扶伤，扶危济困；当你遭受

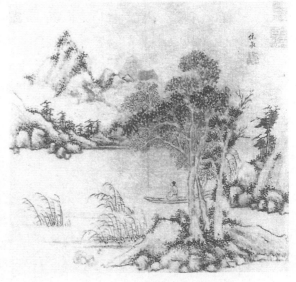

困苦和灾难时，别人也绝不会袖手旁观，必定勇于出手救助，这就叫做善有善报。倘能如此，反过来又会给医生以巨大的精神鼓舞，这对医生自己的身心健康和延年益寿来说，无疑是很有帮助的。

(四)看病须细心审视

名著选录

医家临诊辨证，最要凝神定气。如曾世荣于船中治王千户子，头疼额赤，诸治不效，动即大哭。细审，知为船篷小篾，刺入囟上皮内，镊去即愈。苟不细心审视，而率意妄治，吾恐医者道少，病者人费

矣。《养生三要·医师箴言》)

｝帮您解读｝

医生临到诊断与辨别病症的时候,最重要的是必须高度凝神聚志以安定心气。如元代儿科医家曾世荣,曾经在船上为王千户的儿子诊病,孩子头痛而前额赤红,百治无效,动一动就大哭不止。曾世荣便对孩子的头部进行仔细的诊察,原来是船篷上的小竹篾签,刺入到头部囟门上皮之内所致,用镊子将小篾签取出后便痊愈了。假若不细心诊察,而轻率地随意乱治,我恐怕医生掌握的医术太少,病人家又要多费钱财和多受痛苦了。

｝专家点评｝

袁开昌在此摘录了《重庆堂随笔》中的一段文字。此书乃清代王秉衡所撰,系采录有关医著内容,结合个人临床经验体会所写成。此处简介了元代医家曾世荣的一则医案,对人很有启发。据《活幼心书》记载,一次王千户(千户乃军职官名)带着家眷乘船来到衡州(即今衡阳),孩子病了,百治不愈,便恳请曾世荣到船上施治。曾氏经过望、闻、问、切四诊，并未发现什么疾病，而孩子却叫嚷头痛而哭闹不休。曾世荣仔细观察船内居住环境，发现了竹篾织成的船篷，是否孩子偶尔接触船篷时被刺痛过呢？于是从孩子头上每一根头发都一一予以检查，终于在囟门边的头皮中发现了小篾签，用镊子取出之后，孩子再也不叫痛了。王千户这才恍然大悟，原来有一天在行船过程中，大风将船篷吹落，孩子也被扫了一下，那小篾签恐怕就是这样被刺入的。

由上述事例可以带来这样的启示：不论治病防病，还是养生保健，都必须认认真真，踏踏实实，绝不可轻忽大意地放过每一个细节。

(五)宜诚忌傲

{名著选录}

大医之体，欲得澄神内视，望之俨然，宽裕汪汪，不皎不昧。省病诊疾，至意深心，详察形候，纤毫不失；处判针药，无得参差。虽曰病宜速救，要须临事不惑，唯当审谛覃思，不得于性命之上，率尔自逞俊快,邀射名誉,甚不仁矣。

又到病家,纵绮罗满目,勿左右顾盼;丝竹凑耳,无得似有所娱;珍馐叠荐,食如无味;醽醁兼陈,看有若无。所以尔者,夫一人向隅,满堂不乐。而况病人苦楚不离斯须,而医者安乐欢娱,傲然自得,兹乃人神之所共耻,至人之所不为,斯实医之本意也。《养生三要·医师箴言》)

〉帮您解读〈

大医(名医)的外表体态,要精神沉静而两眼内视,看起来很庄重,宽宏大度,不显露也不暧昧。观察与诊断病情,全神贯注而深刻地用心思考,详细地审察疾病的外形和证候,丝毫也不能出现失误;判处针灸和方药,不可发生差错。虽然说疾病应当迅速救治,总之必须临事不迷惑,唯独审慎地考察和深入地思考,不可在对待人的生命这一重大问题上,轻率地卖弄自己的才华而显示多么能干,只顾获取名声和荣誉,那是很不道德的。

又如来到病人家里,纵然满眼看到其家眷穿的是绮罗等丝织品,也不要左顾右盼地瞅看;听到管弦乐的美妙演奏,不要表现出很欢快的样子;珍馐美味不断端上餐桌,吃起来就像没有口味一般;各种美酒陈列出来,看到也好像没有瞧见。其所以这样做,是因为只要有一个人面对墙角表情痛苦,满堂的人全都不会快乐。何况眼前病人无时无刻都处在痛苦之中,而做医生的只顾自己快乐欢悦,很傲慢地表现出怡然自得的样子,这是人与神所共同感到羞耻的,凡道德高尚之人绝不会那么做,这才是充当医生的根本意义之所在。

{专家点评}

袁开昌在此又一次摘录了唐代名医孙思邈的一段医德论述,也是出自《千金要方·大医精诚》,但个别文字有所改动。本篇强调,大医必须仪表端庄大方,处事态度诚恳,为人谦虚谨慎而不傲慢;诊病细致入微,高度认真负责,反复深入进行思考,判处针药不能出半点差错。绝不可在事关病人性命安危的问题上"率尔自逞俊快,邀射名誉",那样是很不道德的。如果在病人家里用餐，即使见到了美声、美色与美食，也不可左顾右盼，谈笑风生，表露出洋洋得意地进行欣赏的样子。而应当时时处处表现出对病人痛苦的高度同情。这段话虽然是针对医生说的，但对其他各行各业的从业人员来说，同样很有启发借鉴意义。

(六)医品

名著选录

为医之法，不得多语调笑，谈谑喧哗，道说是非，议论人物，炫耀声名，訾毁诸医，自矜己德。偶然治瘥一病，则昂头戴面，而有自许之貌，谓天下无双，此医人之膏肓也。

老君曰：人行阳德，人自报之，人行阴德，鬼神报之；人行阳恶，人自报之，人行阴恶，鬼神害之。寻此二途，阴阳报施，岂诬也哉？所以医人不得恃己所长，专心经略财物，但作救苦之心，于冥运道中，自感多福者耳。

又不得以彼富贵，处以珍贵之药，令彼难求，自

炫功能,谅非忠恕之道。《养生三要·医师箴言》)

〖**帮您解读**〗

作为一名医生的言行准则,不可言语太多和喜开玩笑,又不可大声喧哗,道说是非长短,议论其他同行人物,夸耀自己的名声,诽谤其他各位医生,不断宣扬和抬高自己。偶然之间治愈了一个病人,便昂起头面仰望上天,而有自我赞许之貌,说天下再也找不到第二个比得上自己的人,这就是医生本人的膏肓之疾(最为严重的致命弱点)。

老子说:一个人做了明显的好事,自然会有人来报答你;一个人在暗地里做了好事,鬼神也会来报答你。一个人明显地做了坏事,自然有人会来报复你;一个人在暗地里干了坏事,就有鬼神会来伤害你。寻思这两种报答途径,一个人行事的善恶会得到阴阳两种不同方式的报答或报复,难道是欺骗人的吗?所以当医生的不能依仗自己有一技之长,便专门用心去图谋索取他人的钱财或物品,只要具有解救病人疾苦的心思,在渺渺茫茫之中,自己感到很幸运多福就可以了。

又不可因病人家很富贵，便开处一些珍奇贵重的药物，使人难以购买到，以此来炫耀医生功力水平之高，实在不合乎忠诚仁爱的行医道德标准。

〖专家点评〗

袁氏在此再次摘录了唐代名医孙思邈的一段论述，同样出自《千金要方·大医精诚》。本篇进一步论述了医生的人品和道德修养，关键在于正确处理同行关系和医患关系。切忌贬低同行，抬高自己，炫耀声名，诋毁他人，倘若那样，同行关系就会紧张恶劣，水火不容。唯有谦虚谨慎，尊重他人，才能搞好同行关系。在医患关系方面，要时时处处多为病人着想，多做善事，不做坏事恶事，不在暗地里干任何损人利己之事，不在病人身上谋取钱财或名声，一切以病人的苦乐为苦乐，医患关系就没有搞不好的。本篇强调善有善报，恶有恶报，至于说鬼神在暗中报答或报复之类的说法自然不可相信，却也表明了古人的一种惩恶扬善的美好愿望。

在此想补充发挥几句，凡是碰到危重病人，医生必须挺身而出，火速前往救治；凡是遇见有人遭受危及生命的灾难，即使是路人，也应立即尽全力施救，绝对不可坐视不管和见死不救。近年来不止一次发生过救人做好事反被讹诈的事例，使好人得了恶报，虽是少数，但社会影响极坏。然而，我们也不能因噎废食，绝不可因此而见死不救。不论任何时候，见死不救都是要受到谴责的，有的甚至还要追究法律责任。据 2013 年 6 月 28 日《钱江晚报》报道：一男子怕被讹，眼睁睁地看着两个孩子溺水身亡。现将该报道转录如下：

1990 年出生的张某，今年年初到浙江台州玉环县打工。5 月 18 日，张某在坎门街道双龙村的一口水塘里钓鱼。没过多久，身后就聚集了十几个孩子。突然有两个小孩掉进了一个深水坑里。张某连滚带滑，赶紧摸到深水坑边上。他是个游泳好手，下坑救人完全没有难度。"哥哥，你快救救她吧！"在旁的一个小孩直掉眼泪苦苦地哀求着。可是张某却无动于衷,他呆呆地站在那里一动也不动。此时他脑子里却不断浮现出老家曾经发生过的那件事情:当时村里有一个老太太摔了一跤,好心人去牵了一把,结果被家属赖上了,陪了不少钱。于是他心中琢磨着:"万一我去救,她的家人也怪到我头上,要我赔钱咋办?"想到这里,张某把心一横,决定不管了,就这样亲眼看着两个孩子活活地淹死。近日,玉环县公安局宣布对张某进行刑事拘留,罪名是"间接故意杀人"。

上例表明,张某为了怕讹,竟然见死不救。他的做法必定广受社会舆论斥责,恐怕也很难逃避自己的良心谴责。最后他被公安机关刑拘,成了一名"间接故意杀人罪"的犯人,恐怕是他事先根本想象不到的。人们应当从张某的此一案例中,深刻地吸取教训。

(七)同道务要谦和

{名著选录}

凡遇同道之士,切须谦和谨慎,不可轻侮慢人。

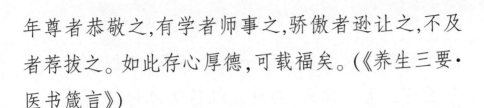

年尊者恭敬之,有学者师事之,骄傲者逊让之,不及者荐拔之。如此存心厚德,可载福矣。(《养生三要·医书箴言》)

{帮您解读}

凡遇到同行的医生,切记必须谦虚和蔼而又谨慎地予以对待,千万不可用轻蔑而又傲慢无礼的态度对待他人。对年高之人要尊重恭敬,对有学问的人当视之为老师,对骄傲者用谦逊退让的态度来相待,对不如自己的人便加以推荐提拔。若能这样存心仁厚地对待别人,自然可以多获取其福祉了。

{专家点评}

袁开昌在此摘录了《石芝医话》中的一段论述,该书作者不详。这段话的最早出处实为明代医家陈实功的《外科正宗》。陈氏在该书中撰写过一篇《医家五戒十要》,其中第三要说:"凡乡井同道之士,不可生轻侮傲慢之心,切要谦和谨慎,年尊者恭敬之,有学者师事之,骄傲者逊让之,不及者荐拔之,如此自无谤怨,信和为贵也。"

陈实功的这段话,堪称医德经典名言,也是正确处理各种人际关系的一把金钥匙,不但适用于广大医药卫生工作者,而且也很适用各行各业及社会各界人士。无论对待同乡、同行、同事、同学,绝对不可抱轻视和傲慢的态度,应当一律予以尊重,总之对人谦恭和蔼,坚持以礼相待。遇到年龄大的,当作长辈一样予以尊重;碰到有学问的,宜当作老师来对待(可多得指点和帮助);遇到骄傲之人,采用谦逊的态度对待之,人家也不好意思再显露其骄傲了;对不如自己的人,当诚恳地予以帮助和提携,人家也就乐于和你交往了。这样一来,你的一切人际关系必定和谐,这对身心健康和延年益寿来说,都是有百利而无一害的。

(八)诊视妇女,必俟侍者在旁

∫名著选录∫

凡诊视妇女及孀妇尼姑,必俟侍者在旁,然后入房观看。既可杜绝自己邪念,复可明白外人嫌疑。习久成自然,品行永勿坏矣。即至诊视娼妓人家,必

要存心端正,视如良家子女,不可一毫邪心儿戏,以取不正之名,久获邪淫之报。(《养生三要·医师箴言》)

{帮您解读}

凡男医生诊察妇女、寡妇、尼姑等人,必须等待有陪伴人员在旁边,然后一起进入室内查看。既可杜绝自己一时产生邪念,又可作为解除外人怀疑的明证。只要长期坚持将会形成一种很自然的习惯,就永远也不会有不良品德了。即使到娼妓人家看病,同样必须存心良善端正,要如同看待良家妇女一般,不可产生丝毫玩弄的邪心,乃至得到不正派的名声,时间久了就会受到淫邪的报应。

{专家点评}

袁开昌所录此段文字,实与上篇同出一源。上文谈到,在明代医家陈实功的《外科正宗》一书中,收载了《医家五戒十要》篇。如"五戒"之中的第二戒说:"凡视妇女及孀妇尼僧人等,必候侍者在旁,然后入房诊视,倘旁无伴,不可自看;假有不便之患,更宜真诚窥睹,虽对内人不可谈,此因闺阃故也。"第五戒又说:"凡娼妓及私伙家（当指暗娼之类)请看,亦当正己,视如良家子女,不可他意见戏,以取不正,视毕便回。贫窘者药金可璧(即对贫困患者可退还其药费和诊金),看回只可与药,不可再去以希邪淫之报。"诸如此类的论述,至今仍然很有启发教育意义。

"瓜田李下,自避嫌疑",凡男医生检查妇科疾病,必须有护士跟随在身旁作监督,一则可防止自己一时产生不正当的欲念,另一方面亦可防止个别病人的反诬与讹诈。

(九)贫病宜量力周给

{名著选录}

凡诊视贫窘之家,及孤寡茕独,尤宜格外加意。盖富贵者不愁无人调治,贫贱者无力延请名师,何妨我施一刻之诚心,他便得一生之活命。至于孝嗣贤妇,因贫致病者,付药之外,量力周给。盖有药而无饮食,同归于死,务必生全,方为仁术。若游手流荡

贫病者,不必怜惜。(《养生三要·医师箴言》)

{帮您解读}

凡诊治贫困患者, 以及孤寡愁苦独居之人,尤其应当格外留意加以关心。因富贵人家得病不愁没人帮着调理诊治, 而贫困病人没有财力聘请名医, 我何妨不发出一时一刻的诚恳之心,便能救活他一生的性命呢! 至于孝顺的子孙和贤良的媳妇,由于贫困而生病的,除了免费供给药物之外,还应量力赠送一些钱财。因为只吃药而没有饭吃,同样归于一死,我务必要保全他的生命,才称上是仁爱之术。至于那些游手好闲、不愿付出劳动代价而导致贫困的人,那是不值得同情的。

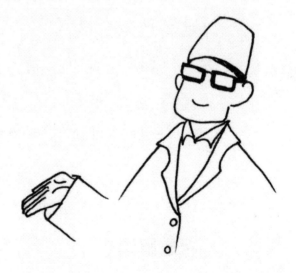

{专家点评}

袁开昌的这段

论述,同样可从明代陈实功的《医家五戒十要》中找到根据。陈氏在"十要"之中的第七要里说:"贫病之家,凡游食僧道衙门差役人等,凡来看病,不可要他药钱,只当奉药。再遇贫难者,当量力微赠,方为仁术。不然有药而无火食者,命亦难保也。"

怎样对待贫困患者,这是对医生的严峻考验,袁开昌极力宣扬陈实功所提倡的那种量力周济贫困患者的精神,至今仍然很值得广大医务工作者效法。

(十)医者须爱养自家精力

﹛名著选录﹜

医者常须爱养自家精力,精力不足则倦。倦生厌,厌生躁,厌躁相乘,则审脉辨证处方,皆苟率而无诚意矣。思欲救死全生,庸可期乎?

今之医者,鲜克不以奔竞为专务,徒劳苦而不自知,大戒也。(《养生三要·医师箴言》)

﹛帮您解读﹜

医生必须经常爱护和保养自己的精力,精力不足就会疲倦。疲倦时便易产生厌烦情绪，厌烦生急躁，厌烦与急躁互相侵扰，就会导致审察脉象、辨别证候、开处方药等，都很轻率而缺乏诚心诚意。想要救治死伤而保全生命，又哪能期望实现呢？当今的医生，很少能够做到不以奔波竞争为专务的，徒然过得很劳苦而自己却觉察不到，这是一大教训啊。

⦃专家点评⦄

袁开昌在此再次摘录了《重庆堂随笔》中的一段话，表明医生要想看好病，除了德高艺精之外，最重要的是要有一个身心俱健的好身体。因此医生必须注重自身的养生保健，只有自身健康，心态良好，审脉辨证处方才会准确无误，疗效才会高。否则自身病病怏怏，内心烦躁不安，又怎能看好病呢？再说患者见到这种病弱医生，必定会失去治病的信心，觉得医者既不能自保，又怎能救治别人呢？

历代医家都很注重摄生颐养，直到今天，仍有不少中医专家同时又是养生学家。据 2013 年 1 月 24 日《江苏科技报》报道，出生于 1912 年的干祖望,是全国著名老中医专家,系江苏省中医院耳鼻喉科创始人。现今已经年逾百岁的他尚未退休,还经常坐诊,半天门诊下来,他头不晕,腰不痛,思路清晰。有人向他请教养生之道,他总结为八字养生妙法,这就是:童心、龟欲、蚁食、猴行。下面分别予以简介:

一是童心永留存:始终保持赤子之心即儿童的心理状态。干老认为,保持童心又有三层含义:一要纯洁无邪,决无欺诈撞骗、明争暗斗、占小便宜等恶意恶习。无邪则心田宽广开朗而没有烦恼,更没有损人欺人的邪念,心情自然舒畅愉悦。二要思绪简单,不穷思瞎想而自寻烦恼,内心时刻有美好、愉快和满足的感受,这样就能一心用在事业上,用在帮助他人上,无论事业的成功或帮助他人解决困难,均可获得无穷的快乐。三要乐观,有童心者无忧虑,很少为七情所伤,长期处在"太上忘情"的境界中,则有利于延年益寿。

二是龟欲心舒畅:乌龟被视为长寿的象征,它那与世无争的胸襟和一无所求的淡泊，很值得借鉴。一来处事不要意气用事，遇事以退为务，以柔克刚，以静制动，以不变应万变。二来龟无欲望，一贯不争不闹。干老认为，大至狮虎，小至蝼蚁，皆有角斗，却很少见到乌龟打架。贪与欲，乃人生之大患，倘能像乌龟那样没有贪欲，自然就能做到"知足常乐"了。

三是蚁食不损寿：所谓蚁食，一为不挑食，像蚂蚁一样什么都吃，吃得很杂，自然营养全面。二为吃得少，要像蚂蚁那样饮少食微。狼吞虎咽，恣食饱餐，其危害是人所共知的。前人早就说过："所食愈少，心愈开，年愈益；所食愈多，心愈塞，年愈损焉。"这两句话，可说对食多之弊与食少之利做了最好的概括。

四是猴行身敏捷：猴子反应迅速灵敏，行动活泼轻快，终日活动不停，充满朝气和活力。干老认为，人要勤劳不懒，就得学习猴子所具备的两个长处：一要多动，多动不一定是指跑步、打拳之类。在日常生活中尽量少坐车子,少乘电梯,以自己行走为主,只要能达到锻炼之目的,就都要算是多动。还应当多动脑,多思考,只有多动脑筋,脑细胞才会更发达,这对预防衰老和老年性痴呆症有特殊重要的意义。二要戒惰,人要勤快,切忌懒惰。平常要少坐多立,少坐多行,能站不坐,能步不车,便可一直保持英姿焕发,精神饱满。

干老总结说:蚁食与猴行是养身,童心与龟欲是养心,只有形神兼顾,身心俱养,才能算是完整的养生。

"知其要者,一言而终。"干老的话,可谓一言打中摄生保养的要害,值得广大中老年朋友反复琢磨体会。

(十一)袁昌龄先生传

﹛名著选录﹜

君姓袁,讳开昌,字昌龄,广陵良医也。性端凝,寡言笑,不慕荣利,好读书,不问寒暑。尝曰:范文正公有言:不为良相,当为良医。人生不能致君泽民,无已,其以医济世乎!遂潜心岐黄家言,见医书辄节用购置,或假借抄写。久之,医学日进,而通于神。邻有妇服红矾,咸谋救无术,君命服鸭血庆更生。戚萧退衢疽发背,势将陷,群医束手,君投以补剂,乃隆然起,复以火针刺之,匝月愈。吾郡有军官某,患秃疮,发尽落,全误为杨梅(疮)。君曰:此气虚,攻毒药不可服。命服参芪,发竟复生。又有胥姓妇病黄肿,医悉谓臌胀,经数医不瘳。君按其脉曰:孕也,若何误攻之?乃授以扶胃安胎药,不三月,生一女。君医之精,类如此。

光绪乙未夏秋间,时疫行,死者众。君制药济贫民,颇多全活。噫!君立愿为良医以济世,今医痊实繁,真可谓良医,而亦副其济世之愿矣。生平喜阅《医宗金鉴》,谓其中正无偏,故治病悉遵古法而奏效。亦因此君于医眼科、外科为最精,而治外症善用火针。医外精卜筮,多奇中,顾不以此名。家故居广陵,己丑春因爱吾郡江山,遂徙居焉。子阜得君卜筮术,名甚噪然,亦知医。君晚辑《医门集要》八卷。年五十五卒于吾郡。

语曰：上医医国，中医医人。士君子不能出而医国，仅仅医人，其心亦大可哀矣。顾君之精于医，只在悉遵古法，而中正无偏，遂乃生死人而肉白骨。夫医人且然，况医国乎？今者欧风东渐，喜新好异之徒，弃亘古固有之纲常，而习夷狄之邪说，其即君邻妇之服红矾也。而内患外难，纷起迭乘，又即君戚之疽发背也。顾患难既迫，而攻治愈乱，更即误以治杨梅者治秃疮，治膨胀者治孕妇也。而其源则在不遵古法，好奇邪而误中正，安德君以医人者起而医国乎？而君仅以医人传，不得为良相，徒为良医也，悲夫！丹徒后学李丙荣拜撰。(《养生三要·医师箴言》之后)

{帮您解读}

先生姓袁，名叫开昌，字为昌龄，系扬州之良医。性情端庄凝重，很少言笑，不羡慕荣名财利，喜欢读书，不问寒天暑天都是如此。曾经说：范文正公(即宋代的范仲淹)说过：不做贤良宰相，就当做一名好的医生。一个人如果平生不能帮助国君为老百姓造福,不得已,就用医术来救治世人吧!于是沉下心来研究医药之学,见到医书便节衣缩食省下钱来购买,或者借书加以抄写。时间久了,医学知识不断长进,而到达了出神入化的境界。邻居有妇女服了红矾(明矾的加工品),有了中毒反应而众医无法救治,先生让她吃些鸭血便获得重生。亲戚萧退衢痈疽发生在背部,病势将内陷恶化,群医束手无策,先生开处一些补药,便重新隆起,再采用火针(将针具烧红对准患部速入速出的一种针刺疗法)刺治,经过一个月便治愈了。我们郡有军官某某患了秃头疮,医生们都误以为是杨梅疮。先生说:这是正气太虚,攻毒之药不可服用。叫患者服食人参、黄芪之类的补药,头发竟然重新生长出来。又有一个姓胥的妇女患病黄肿,医生都说是臌胀病,经过多个医生治疗不愈。先生按其脉说:这是孕脉,为何要误用攻治的药物呢? 便给病人开处一些扶胃安胎的药物。不到三个月便生下一个女婴。先生之精通医术大多

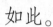

如此。

光绪乙未即 1895 年夏秋之间，有时令性的疫病流行，死亡的人数众多，先生亲制药剂救治贫民，救活的人较多。哎！先生立志做良医救治世人，现今治愈的人实在繁多，先生真正称得上是良医，而且也很符合济世的愿望了。平生喜欢阅读《医宗金鉴》，说该书所论治法公正而不偏颇，所以治病全都采用古法而能收到好的效果。先生也因此而以眼科和外科最为精通。而治疗外科病则最善于运用火针。除了医学之外又精于卜筮，且多有奇效，却不以此闻名。原来住在扬州，己丑即 1889 年春因喜爱我们郡(指江苏镇江市丹徒区)美丽的江山风景，便搬迁到丹徒居住。其儿子袁皋得到了先生传授的卜筮之术而很有名气，也懂得医学。先生晚年撰辑了《医门集要》八卷。五十五岁时在丹徒去世。

常言道：上医医国，中医医人，士君子如果不能出仕为官而治理国家，仅仅只是医治病人，其心思也是很可悲的。但先生之精于医学，只在于完全遵照古法，公正而无偏颇，于是能够收到使死人复生和使白骨长肉的良效。医治病人都能做到这样，何况治理国家呢！现今欧美之风传到东方渐渐兴盛，喜新厌旧的人们，抛弃固有的古代文化，而效法西洋人的邪说(按：此种观点是错误的)，大概就像先生邻居妇女服食红矾一样。而内患与外难，纷纷乘势不断发生，又好比是先生亲戚的痛疽之发生于背部。但患难已经交相逼迫，而攻治的方法很混乱，更像是误将治杨梅疮的方法用来治秃疮，以及误将孕妇当作臌胀病予以治疗那样。而其根源就在于不遵古法，喜好奇异之术而厌恶公正不偏的治法。哪里能得到先生这种治病之术的人来治理国家呢？而先生仅仅以医治病人之术相传，不能担任良相，徒然是一名良医，可悲啊！丹徒(即江苏镇江市丹徒区)后学者李丙荣拜撰。

{专家点评}

这是李丙荣为袁开昌所撰写的传记，收录在《养生三要·医师箴言》之后。本篇对袁氏的医德医

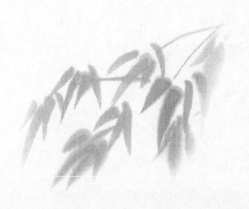

术均作了高度赞扬，可供读者参考。李丙荣结合当时的国内形势抒发了某些政治感想，认为当年国家最缺乏的是良医式的治国高手，故有不少悲叹之词。

(十二)《养生三要·跋》

{名著选录}

先君昌龄公在日，曾手辑《医门集要》八卷，于脉理、药性、内科、外科诸法，莫不纲举目张，灿然大备。此编乃集要之首卷也。

先君课读之余，尝喟然而叹，诏阜语之曰：集要卷帙浩繁，谋利匪易，汝其保存之。若卷首之卫生精义、病家须知、医师箴言，皆裒辑圣哲良规，名医粹语，一可治未病，一可治已病，一可治医病者之病，诚养生三要也。汝其善读之！他日苟有余力，或可梓行，以谂同好。古人有云：纂辑先哲格言，刊刻广布，能使化行一时，泽及后世，事业之不朽，蔑以加焉。

汝其谨志之,不独此稿已也。

呜呼! 阜不孝,当事生之日,未能早刊此书,以承先志,今先君弃养,忽忽十有三载,敢再因循,重滋罪戾,爰将集要首卷,敬谨雠校,先付手民,颜曰"养生三要",遵遗命也。至先君品诣学行,略见于……序传中。阜不孝,未能勉效万一,读文不胜悚惶而增愧恧焉。戊午春三月男阜谨识。(《养生三要·医师箴言》之后)

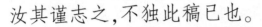

{帮您解读}

死去的父亲昌龄先生在生之日,曾亲手撰辑《医门集要》八卷,对于脉理、药性、内科、外科各种治法等,没有不纲举目张、条目清晰完备的。此书乃《医门辑要》的第一卷。

父亲生前在研读医学之余,曾经很有感慨地叹息,将我叫到身边叮嘱说:这部集要篇幅很大,想要出版很不容易,你可要妥善地保存它。如头一卷为卫生精义、医家须知、医师箴言,都是聚合先前圣贤的良规、名医精粹的论述所编成。一则可用来治未病(防病),二则可用来治已病,三则可用来治疗医生本人的毛病,确实是养生的三大要诀啊！你可要好好地读一读,往后若有出版能力,也许可以刻印出版发行,让同行们也能知道这些知识。古人有话说:编辑先贤圣哲的格言,雕刻出版广为发行,既能在当时起教化作用,又可给后世带来恩泽,事业传之不朽,再没有超过此事的了。你可要谨慎地牢记,不单独是这部书稿而已。

哎呀！我袁阜不孝,在父亲有生之年,未能早日刻印出版此书,以便顺从父亲先前的志愿。现今父亲逝世,忽然之间又过了十三年,不敢再拖延,否则只会加重自己的罪过。于是将集要的第一卷,认真仔细地加以校勘,先交给刻字印刷出版的人,题目就叫"养生三要"。至于先生的品德和学术成就,略见于序文与传记之中。我袁阜不孝,未能勉强效法先人于万一,重新阅读这本书,实在有说不尽的惶恐和惭愧啊！戊午即公元1918年春三月儿子袁阜谨记。

〖专家点评〗

这是袁开昌的儿子袁阜为《养生三要》所写的书后跋文。由此可知,袁开昌生前未曾见到自己著作的出版,直到他死后 13 年即 1918 年,该书才得以正式出版发行。此书无论对病人还是医生等广大读者来说,在摄生颐养方面,确实具有较高的参考价值,"诚养生三要也"。

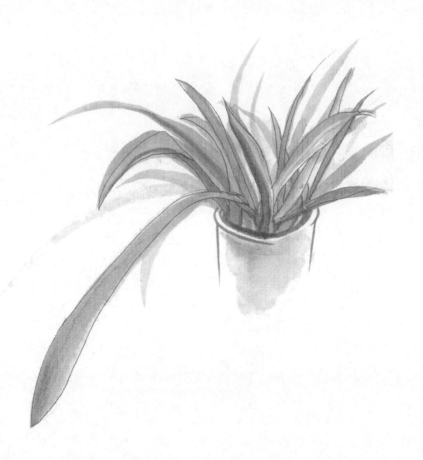